Emma Schneider

Depression überwinden
Teil 1 – Hilfe für Angehörige und Freunde

Wie Sie betroffenen am besten helfen und sich dabei selbst nicht verlieren

Herausgegeben
von Daniel Nagel

D&D Verlag

Bibliografische Information der Deutschen Nationalbibliothek

Die Deutsche Nationalbibliothek verzeichnet diese Publikation in der Deutschen Nationalbibliografie. Detaillierte bibliografische Daten sind im Internet über http://d-nb.de abrufbar.

Depression überwinden – Teil 1 Hilfe für Angehörige und Freunde

1. Auflage

Haftungsausschluss

Die Umsetzung aller enthaltenen Informationen, Anleitungen und Strategien dieses Werkes erfolgt auf eigenes Risiko. Für etwaige Schäden jeglicher Art kann der Autor aus keinem Rechtsgrund eine Haftung übernehmen. Für Schäden materieller oder ideeller Art, die durch die Nutzung oder Nichtnutzung der Informationen bzw. durch die Nutzung fehlerhafter und/oder unvollständiger Informationen verursacht wurden, sind Haftungsansprüche gegen den Autor grundsätzlich ausgeschlossen. Ausgeschlossen sind daher auch jegliche Rechts- und Schadensersatzansprüche.

Dieses Werk wurde mit größter Sorgfalt nach bestem Wissen und Gewissen erarbeitet und niedergeschrieben. Für die Aktualität, Vollständigkeit und Qualität der Informationen übernimmt der Autor jedoch keinerlei Gewähr. Auch können Druckfehler und Falschinformationen nicht vollständig ausgeschlossen werden. Für fehlerhafte Angaben vom Autor kann keine juristische Verantwortung sowie Haftung in irgendeiner Form übernommen werden.

Vorwort[1]

Dinge können einem Schwarzen Loch entkommen und womöglich in ein anderes Universum gelangen.
Wenn ihr also das Gefühl habt, in so einem Schwarzen Loch zu stecken,
dann gebt nicht auf – es gibt einen Weg heraus.
- Stephen Hawking (1942–2018)

Dieses Buch richtet sich an Angehörige, Freunde und Partner, die sich in einer intensiv-komplexen Lage befinden: Ein Mensch, den sie lieben, ist ernstlich erkrankt. Er ist nicht mehr der, den sie mal kannten. Er hat sich verändert und das Zusammenleben mit ihm ist nun völlig anders.

Verstimmungen kennt jeder! Nicht immer strahlt die Sonne – manchmal ziehen Regenwolken auf, Trauer ergreift Besitz von uns oder wir sehen keine Perspektive mehr. Scheitern, der Verlust eines geliebten Menschen, nicht bestandene Prüfungen oder bereits Alltäglichkeiten können uns belasten. Ein mental gesunder Mensch kann mit Emotionen wie Trauer und Wut umgehen. Er weiß, wie er für Ausgleich sorgt und kann die Auslöser gewichten. Ein verlorener Auto- oder Wohnungsschlüssel ist ärgerlich und kann einen traurig stimmen bzw. ein schlechtes Gewissen hervorrufen. Der Tod eines nahestehenden Menschen stellt allerdings aber eine wirkliche Belastung dar, die eine ganz andere Dimension hat und verarbeitet werden muss.

Doch was ist, wenn sich ein grauer Schleier über alles senkt und die Welt nur noch schwarz erscheint? Was,

---

[1] Hinweis: Der Einfachheit halber wird im gesamten Text die männliche Form verwendet. Die weibliche Form ist inbegriffen. Das Binnen-I wird vermieden.

wenn man sich nicht mehr wehrt, gar keinen Sinn mehr im Leben sieht und nur noch liegen bleibt? Der Schmerz kann so stark sein, dass man es nicht mehr aushält und zu zerspringen meint. Vollkommene Antriebslosigkeit kann sich mit normalen Phasen oder hektisch-aktivem Tun abwechseln. Was, wenn man seine Gefühle nicht mehr beherrscht?

Diese Vorstellung ist beängstigend. Niemand kann sich vorstellen, wie sehr eine Depression das Leben überschatten, verdunkeln und manchmal sogar beenden kann. Anders als eine Erkältung oder einen Beinbruch kann man Depressionen oft nicht unmittelbar erkennen. Insbesondere dann nicht, wenn mehrere Faktoren zusammenhängen. Es fällt schwer, direkt an Depression zu denken. Vielleicht ist der andere nur überarbeitet? Bestimmt kommt alles (wieder) ins Lot! Man braucht hierzu nur wenig Zeit! Depressionen lassen sich aber ohne Therapie nicht heilen. Der Vorbehalt gegenüber psychischen Erkrankungen ist immer noch groß. Flugs wird der andere als Simulant abgestempelt. Er soll sich nicht so haben! Dabei wird übersehen, dass ein Erkrankter sich nicht selbst helfen kann. Er braucht dringend ärztliche Hilfe.

Ein anderer Aspekt sind die eigenen Emotionen und Empfindungen. Angehörige sehen, dass sich ihr Leben verändert, sind in Sorge und stellen sich gleichzeitig viele Fragen: Haben sie etwas falsch gemacht? Bzw., stimmt etwas mit ihnen nicht? Hätten sie den Ausbruch der Depression gar verhindern können? Gleichzeitig sind sie mit wechselnden Situationen konfrontiert: Ihr Partner ist niedergedrückt, steht nicht auf, schließt sich von allem aus und reagiert aggressiv. Es gehört immens viel Wissen, Kraft und Selbstdisziplin dazu, mit einem an Depression erkrankten Menschen zu leben. Dieses Buch möchte aufklären und ermutigen. Es möchte dir dieses Wissen mitgeben und dir vor allem zeigen, wie du dich persönlich stärkst und schützt. Denn nur wenn du selbst auf dich achtest, kannst du anderen helfen.

Das ist vielleicht die wichtigste Lektion, die es nun zu verinnerlichen gilt: Du musst dir deine Kraft einteilen und lernen, souverän mit der Lage umzugehen. Dadurch kannst du dem Erkrankten helfen und sorgst dafür, dass die Situation nicht völlig entgleist. Das ist besonders dann wichtig, wenn es um Familien mit Kindern oder älteren Angehörigen geht.

Der Begriff der Co-Abhängigkeit stammt aus dem Bereich der Suchtkrankheiten, doch es gibt ihn auch in Bezug auf psychische Erkrankungen. Das bedeutet nicht unbedingt, dass du ebenfalls in eine Depression abzugleiten gefährdet bist, sondern kann sich in dem übermäßigen Wunsch zu helfen äußern. Wenn du nur noch in Sorge bist und deine Gedanken bloß um die Krankheit kreisen, kann dies dazu führen, dass du die Erkrankung manifestierst, den Erkrankten permanent bemutterst und ihn in einer Abhängigkeit hältst. Das verhindert eine Besserung und tut niemandem gut. Darum ist Therapie nicht nur für den Patienten wichtig, sondern ebenso für dich als Angehöriger.

Das Krankheitsbild der Depression ist komplex. Hier sind mehrere Faktoren im Spiel. Das beginnt zunächst beim Alter des Patienten und bezieht sich dann auf sein soziales Umfeld, den Bildungsstand und die familiäre Konstellation. Der Anlass für Depressionen kann völlig unterschiedlich sein. Welche Therapie angemessen und Erfolg versprechend ist, entscheidet der Arzt nach genauer Diagnose. Das Gespräch mit den Angehörigen spielt dabei eine immens große Rolle. Du solltest das Angebot nutzen, um dir im konkreten Fall Rat und Hilfe zu holen.

Dieses Buch bietet dir die Chance, als Angehöriger im Mittelpunkt zu stehen. Es gibt dir die Möglichkeit, dich über das Krankheitsbild zu informieren bzw. Mittel und Wege zu finden, um Betreuung, Umgang und die eigenen Bedürfnisse unter einen Hut zu bringen. Mitgefühl ist zwar wichtig, doch Resignation und Mitleid sind wenig hilfreich. Sie bringen den Erkrankten nicht weiter, sondern führen ihn in eine Abwärtsspirale, die alle mitreißen kann. Fazit: Eine klare Lose-Lose-Situation für alle Beteiligten.

Limiten setzen ist im Alltag schon nicht leicht. Besonders Frauen neigen dazu, zu resignieren. Das sprichwörtliche Sich-Aufopfern ist kein wirklicher Ausweg. In diesem Buch werden Möglichkeiten gezeigt, wie (notwendige) Abgrenzung erlangt werden kann, welche Kommunikationsformen hilfreich sind und wie man es schafft, das Licht am Ende des Tunnels zu sehen. Gerade Mütter und Väter sollten darauf achten, dass ihre Kinder ein Recht auf Kindheit und Freude haben. Darum gilt besonders, wenn es jemanden in der Familie getroffen hat, zunächst mal die Kleinen zu schützen.

Freude am Leben ist keine Herzlosigkeit gegenüber dem Erkrankten, sondern unabdingbar. Sie gibt dir Kraft und lässt dich durchatmen. Bereits hier kannst du dich mit einer kleinen Übung stärken: Geh hinaus in den Park oder auf die Straße! Und wenn das gerade nicht geht, dann öffne das Fenster und nimm dir doch mal 5 Minuten Zeit. Atme tief durch und schau dir das Treiben auf dem Bürgersteig an oder beobachte den Wind in den Bäumen. Eventuell scheint gerade die Sonne oder es regnet, vielleicht ist es Nacht und der Mond ist zu sehen. Wer weiß? Konzentriere dich nur auf das, was du siehst, und richte deine Gedanken auf diesen Moment. Du wirst merken, wie gut dir das tut und wie sich deine Energiereserven füllen.

Eins steht fest: Den Depressionsverlauf kann man beeinflussen. Dabei gibt es aber wie überall sonst in der Medizin kein Versprechen. Dennoch sind die Chancen auf Besserung und Heilung gut, vor allem, wenn die Erkrankung rechtzeitig diagnostiziert und professionell behandelt wird. In jedem Fall aber können Angehörige in dieser schweren Zeit unterstützt werden. Diese Unterstützung solltest du unbedingt annehmen. Du wirst sie brauchen.

Emma Schneider

Stuttgart, Dezember 2020

Inhaltsverzeichnis

Ratgeber Depression – Teil 1
Hilfe für Angehörige und Freunde

1. Krankheitsbild Depression

Eine Depression kann jeden treffen: Etwa 5 Prozent aller Deutschen sind betroffen. Meist sind es Frauen, doch eine Depression kann auch Männer erfassen. Kinder und Jugendliche können genauso erkranken wie Erwachsene und ältere Menschen. Depressionen treten in allen Bevölkerungsgruppen auf und die Bandbreite reicht von depressiven Stimmungen bis hin zur akuten Selbstmordgefährdung.

1.1 Deprimiert oder krank?

Im Alltag verwenden wir den Begriff oft gedankenlos: Wir sind deprimiert, weil wir die heiß ersehnten Konzertkarten nicht bekommen haben. Es deprimiert uns, wenn es auf der Arbeit nicht richtig läuft. Der Blick aufs Konto kann deprimierend sein. Doch der gesunde Mensch wehrt diese Verstimmungen ab. Er rafft sich auf und findet Lösungen: Das Konzert wird wiederholt oder es gibt eine andere Veranstaltung. Im Job strengt man sich mehr an, wechselt die Abteilung oder sucht sich etwas Neues. Der Kontostand wird mit Sparsamkeit und Arbeit ausgeglichen. Ist man eine Zeit lang niedergedrückt, hellt sich die Stimmung beim nächsten Treffen mit Freunden wieder auf. In extremen Phasen – wie dem Verlust durch Trennung oder Tod – kann die „schwarze" Stimmung anhalten und wir brauchen länger, um das Ereignis zu verarbeiten.

Denkt man über sein Leben nach, gab es immer Phasen, in denen man sich weniger glücklich oder sogar lange Zeit unglücklich gefühlt hat. Doch immer zeigten sich Auswege, wurden (neue) Ziele definiert: Die Wohnung mit Vermieter und schwierigen Nachbarn konnte gegen ein Haus getauscht werden, im Job hat man sich aus einer unangenehmen Position in ein besseres Arbeitsumfeld heraufgearbeitet. Manchmal musste man einfach weg und ist auf Reisen gegangen. Auch schwere Schicksalsschläge konnten bewältigt werden.

Dabei spielen viele Faktoren eine Rolle. Individuell finden Menschen für sich Lösungen, um Krisen zu bewältigen. Das Vorgehen ist dabei so unterschiedlich wie jede einzelne Persönlichkeit: Der eine zieht aufs Land, der andere in die nächste Großstadt. Der eine entscheidet sich für eine Karriere, der andere möchte weniger arbeiten. Entscheidend ist hier die Aktivität. Psychisch gesunde Menschen gehen Herausforderungen aktiv an und gleichen Stimmungen mehr oder weniger bewusst aus. Doch was passiert, wenn dieser Impuls zur Aktivität nicht mehr da ist, keine Freude mehr aufkommt und das Weiterleben als sinnlos empfunden wird?

1.2 Was ist mit meinem Partner los?

Begriffe wie Lebenslust wirken altmodisch. Im Trott des Alltags merken wir meist nicht, wie viel an Vitalität permanent „einfach so" aufgebracht wird. Dabei ist der eine aktiver und immer munter. Er springt morgens förmlich aus dem Bett und hat den Frühstückstisch bereits gedeckt, während die anderen sich mühsam hochrappeln. Einer hat immer gute Laune und steckt das halbe Büro damit an, wiederum andere verbreiten Missstimmung am Arbeitsplatz. Einer schwingt sich jeden Tag bei Wind und Wetter aufs Rad, dem anderen ist die Stimmung buchstäblich verhagelt, sobald es nur wenig regnet.

Diese Bandbreite an Stimmungen ist völlig normal und unser Umgang damit recht hemdsärmelig. Schnell sind wir mit Urteilen bei der Hand: Der eine ist fleißig, der andere faul. Der eine empfindlich, der andere hart im Nehmen. Wir bewerten soziales Verhalten und schätzen damit auch die psychische Konstitution ein. Unbewusst setzen wir das Gesunde als Normale und lehnen alles Kranke ab. Ein Beinbruch erweckt sofort unser Mitgefühl, eine psychische Erkrankung erkennen wir meist nicht und lehnen sie oft vorschnell als Möglichkeit zusammen mit der Person, die sie betrifft, ab.

Nicht jeder, der morgens lange schläft, die Mithilfe im Haushalt verweigert und der Arbeit fernbleibt, ist psychisch erkrankt. Tritt dieses Verhalten jedoch plötzlich oder schleichend auf, sollten wir nicht vorschnell mit Abwehr reagieren, sondern genau beobachten, ob nicht etwas anderes hinter dem Verhaltenswandel steckt.

Depressionen sind auch für Psychologen und Psychiater nicht leicht zu diagnostizieren. Es gehört sehr viel Wissen und Erfahrung dazu. Du hast bereits gesehen, wie vielfältig das Verhalten von Menschen ist. Hinter allem gleich eine Erkrankung zu vermuten, wäre falsch. Doch was ist eine Depression überhaupt und wie kündigt sie sich an?

1.3 Was ist eine Depression?

Unter einer Depression versteht man eine schwerwiegende Erkrankung der Psyche mit einem breiten Erscheinungsbild. Beschwerden können sein:

- Anhaltend gedrückte Stimmung und Niedergeschlagenheit,
- Antriebslosigkeit,
- Denkhemmung („keinen klaren Gedanken“ fassen können) und Konzentrationsstörungen,
- Erschöpfungszustände,

- Freudlosigkeit,
- geringes Selbstwertgefühl,
- gesteigertes Schlafbedürfnis, Schlafstörungen oder Schlaflosigkeit,
- Appetitlosigkeit,
- diffuses Schmerzempfinden und Unwohlsein sowie
- Suizidgedanken.

Eine Depression lässt sich für Laien nicht sofort erkennen. Hat sich dein Partner verändert, hast du die Vermutung, dass dein Kind oder deine Freundin eine Depression hat, solltest du auf ärztliche Hilfe dringen. Ein Arzt kann eine Depression diagnostizieren oder ausschließen.

Medizinische Hilfe ist wichtig, denn Depressionen sind keine Bagatellerkrankung. Etwa 10–15 Prozent der Erkrankten nehmen sich das Leben. Mit einer Konsultation beim Arzt kann einem Suizid vorgebeugt werden.

Eine Depression verschwindet nicht einfach. Rechtzeitig erkannt, können therapeutische Maßnahmen wirken. Aus Unwissenheit oder Scham werden die Anzeichen oft übersehen. Angehörige meinen, dass Stress, Überarbeitung oder ein gestörtes Vertrauensverhältnis der Grund für die Wesensveränderung sind. Sie suchen die Schuld bei sich oder beim Erkrankten, fordern deshalb Gespräche und Diskussionen ein, ohne zu merken, dass der Depressive darauf gar nicht eingehen kann. Forderungen können Depressionsschübe verstärken.

Ebenso helfen liebevolle Versuche der Aufmunterung nicht weiter. Der Erkrankte wird nicht erreicht und die Botschaft kommt nicht an. Du als Angehöriger empfindest das als Zurückweisung. Die Ursache für das veränderte Verhalten liegt jedoch in der Erkrankung. Die Vorstellung, eine Depression ließe sich mit Willenskraft beeinflussen oder „weglachen“ ist illusorisch. Angehörige helfen am besten, wenn sie auf die Konsultation eines Arztes drängen, den Patienten darauf vorbereiten und dabei unterstützen, direkt einen Termin zu vereinbaren.

Unipolare Depressionen sind durch rein depressive Phasen gekennzeichnet. Treten Wechsel zwischen antriebslosen und agilen Phasen mit übertriebener Hochstimmung auf, so kann eine bipolare Störung vorliegen. Auch hier hilft der Arzt, Selbstdiagnosen sollten vermieden werden. Mit Küchenpsychologie kommst du definitiv nicht weiter.

1.4 Ursachen

Die Ursachen für Depressionen können ebenfalls vielfältig sein. Sie reichen von Stress, Traumata über akute psychische Verletzungen, eine genetische Veranlagung bis hin zu organisch bedingten Störungen im Gehirn. Meist kommen mehrere Faktoren zusammen. Wie hoch der Anteil erblicher Faktoren und umweltbedingter Komponenten ist, lässt sich im konkreten Fall nur individuell abklären.

Erkrankte zeigen eine deutlich herabgesetzte Toleranz gegenüber biografischen, psychischen und physischen Belastungsmomenten. Diese geringere Toleranzschwelle kann organische Ursachen haben oder durch Erziehung, Entwicklung und besondere Erlebnisse geprägt sein. Auch das Belastungsgewicht ist von Bedeutung. So kann ein Beinbruch einen Bäcker zwar belasten, bei einem Sportler oder einer Tänzerin hingegen wird er existenzbedrohend und kann als extreme psychische Belastung empfunden werden.

Die jeweils besonderen persönlichen Voraussetzungen spielen eine Rolle für den Ausbruch und den Verlauf einer Depression. Sie können gleichzeitig als besonders belastende Ereignisse Auslöser der Erkrankung sein. Der Erkrankte ist überfordert und nicht mehr fähig, angemessen zu reagieren, die Bedrohung abzuwehren oder eine Strategie zu entwickeln, um mit den Gegebenheiten umzugehen.

Unterschieden werden:

- **Genetische Veranlagung:** Treten in der Familie bei Eltern, Großeltern und Geschwistern Depressionen auf, ist die Wahrscheinlichkeit hoch, dass eine Depression entwickelt wurde. Die Sensibilität gegenüber psychosozialen Belastungen kann erblich beeinflusst sein. Man geht hier sogar von kulturell-historischen Übertragungen aus (Kriegs- und Fluchterlebnisse belasten die nächsten Generationen).
- **Entwicklungsstörungen:** Eine falsche Erziehung kann Depressionen begünstigen oder zu Depressionen führen. Dazu zählen nicht nur Traumata und Gewalterlebnisse, sondern auch eine überfürsorgliche Erziehung, die verhindert, dass ein Mensch die Fähigkeit zur Stressbewältigung und Selbstverteidigung erwirbt. Ebenso führt eine autoritäre Erziehung zu einer Störung des Selbstbewusstseins und untergräbt die Selbstachtung. Frühe Verlusterfahrungen oder Vertrauensmissbrauch können zu Überreaktionen bei Trennungen im Erwachsenenalter führen.
- **Persönlichkeitsfaktoren:** Überkorrekte, aufopferungsvolle, stark leistungsfixierte Menschen, die nicht genügend auf sich selbst achten, geraten schnell in eine Opferrolle oder kommen über ein Burn-out in eine Depressionserkrankung. Das kann in Schwellensituationen passieren, wie zum

Beispiel bei Pensionierung oder bei Arbeitslosigkeit.

- **Physische Erkrankungen:**
  Chronischer Schmerz, Krebserkrankungen, Alterserscheinungen, Unfälle wie Einschränkungen der Mobilität und Selbstständigkeit können zu einer Depression führen. Manche Medikamente haben entsprechende Nebenwirkungen.
- **Stoffwechsel- und Funktionsstörungen im Gehirn:** Während einer Depression sind Veränderungen in bestimmten Gehirnbereichen sichtbar, die für das Verarbeiten von Emotionen und Stress zuständig sind. Gleichzeitig werden bestimmte Botenstoffe nicht mehr in ausreichender Menge produziert. So sind Glückshormone unterrepräsentiert.

1.5 Symptome

Einige Symptome wurden bereits erwähnt. Es ist wichtig zu erkennen, dass es immer individuelle Formen gibt. Erste Anzeichen einer Depression können plötzlich als direkte Reaktion auf Belastungen auftreten oder sich langsam über Monate hinweg entwickeln.

Dazu gehören:

- **Stimmungsveränderungen:** Teilnahmslosigkeit, verstärkte Rückzugstendenzen, Lustlosigkeit, gedrückte Stimmung und Niedergeschlagenheit, die länger als 2 Wochen andauern. Innere Leere wird oft benannt. Hoffnungslosigkeit herrscht vor. Der Erkrankte lässt sich nicht aufmuntern, zeigt kein Interesse am Austausch. Angst kann hinzukommen. Bei Männern äußern sich Depressionen in verstärkter Reizbarkeit bis hin zur Aggression.

- **Antriebslosigkeit:** Müdigkeit tritt permanent auf. Energiemangel ist spürbar. Weder Eigeninitiative noch das Aufnehmen von Anregungen ist möglich. Der Erkrankte ist ständig erschöpft.
- **Physische Schmerzen:** Meist nicht genau lokalisierbar, wird über Schmerzen geklagt. Kopf- und Bauchschmerzen werden benannt. Schlafstörungen und Appetitlosigkeit treten auf. Der Erkrankte zieht sich sexuell zurück.
- **Selbstzweifel:** Die eigene Person wird infrage gestellt. Selbstvorwürfe und Schuldgefühle bestimmen das Selbstbild und die Gespräche mit anderen.
- **Nachlassen der Leistungsfähigkeit:** Getrübtes Erinnerungsvermögen, punktuelle Wahrnehmung allein negativer Elemente des Daseins, Konzentrations- und Aufmerksamkeitsstörungen und Müdigkeit treten auf.

Es kann auch zu Wahnvorstellungen und Halluzinationen kommen. Verfolgungswahn und gesteigerte Ängste sind möglich. Folgeerkrankungen überdecken zum Teil die Depression als auslösendes Moment. So können sich organische Erkrankungen aus Schlafmangel und Appetitlosigkeit ergeben. Der Verlust des Appetits kann zu einer ernstzunehmenden Essstörung führen und mit einem extremen Gewichtsverlust einhergehen. Kommt Medikamenten- oder Suchtmittelmissbrauch hinzu bzw. spielt Alkohol eine Rolle, verschärft dies die Symptome und die Schwere einer Depressionserkrankung.

1.6 Gefahren

Wird eine Depression nicht erkannt und behandelt, kann es zu vielen folgenschweren Komplikationen kommen. Diese betreffen zunächst den Erkrankten selbst.

Angeschnitten wurden bereits Folgeerkrankungen und Suizid. Der Erkrankte befindet sich in einer Abwärtsspirale. Wird er mit „normalen“ Anforderungen konfrontiert, kann er darauf nur abwehrend, aggressiv oder gar nicht reagieren. Diese Reaktionen sind Teil der Erkrankung. Es ist daher nicht sinnvoll, den Patienten aus seiner „Phase“ herauszuholen, indem man ihn einzubinden versucht. Genau das Gegenteil passiert: Abwehr und Rückzug belasten den Erkrankten zusätzlich und führen dazu, dass er sich noch schlechter fühlt.

Ebenso ist es mit Appetitlosigkeit und Schlafstörungen. Private Versuche destabilisieren weiter. Ein Psychologe kann einschätzen, was zu tun ist, damit Stabilität hergestellt und eine Gesundung erreicht werden kann. Insbesondere gut gemeinte Selbstmedikationen sollten unterbleiben. Denn gerade Schlafmittel können fatale Folgen haben.

Was du nicht vergessen solltest: Angehörige stehen unter einem enormen Druck. Nach individueller Konstellation stehen sie zwischen dem Erkrankten und der Umwelt. Sie müssen Fragen beantworten, sich gegenüber Arbeitgebern oder Schule positionieren. Gleichzeitig fühlen sie sich selbst schuldig und ohnmächtig. Problematisch wird es, wenn es in Paarbeziehungen zu Aggression und Gewalt kommt oder Kinder in Familien belastet werden. Hier muss ein Nothilfeplan erstellt werden. Aus der eingebundenen Situation heraus kannst du das nicht selber bewerkstelligen: Du brauchst dringend professionelle Hilfe von außen.

Der erste Schritt bei Verdacht auf Depression ist der Versuch eines Gesprächs mit dem Leidenden. Ziel sollte die medizinische Abklärung sein. Die kann zunächst auch durch den Hausarzt erfolgen. Sinnvoller ist es, sich direkt an eine psychologische Praxis zu wenden. Die Wartezeiten können hier nämlich sehr lang sein. In akuten Situationen sind neurologische und psychiatrische Praxen zur Hilfe verpflichtet. Eine Depression ist ein ernst zu nehmender Notfall, der je nach gezeigten Symptomen rasch vorgestellt werden sollte.

Dabei muss der schmale Pfad zwischen persönlichem Vertrauen und Übergriffigkeit genau abgegrenzt sein. Du solltest deine eigenen Motive abklären, wenn du einem Freund oder einer Freundin helfen willst. Diskretion und Verschwiegenheit haben Priorität.

1.7 Suizidgefährdung

Die Gefahr eines Suizids im Rahmen einer Depressionserkrankung ist sehr groß. Erkrankte, die sich nicht in Therapie befinden, erleben oft mehrere Schübe und geraten schnell in einen Teufelskreis. Die Belastung des sozialen Umfelds führt zu Vereinsamung. Jobverlust kann hinzukommen.

Wer in prekären sozialen Verhältnissen lebt, eine Trennung hinter sich hat und alleine steht, kann gefährdet sein. Wurden bereits Suizidversuche unternommen, steigt das Risiko einer Selbsttötung noch einmal. Betroffen sind Jugendliche und ältere Menschen. Frauen liegen prozentual etwas höher.

Zum Suizid kann es beim Abklingen eines Depressionsschubes kommen oder am Anfang einer Depression. Der Energielevel ist dann noch entsprechend hoch. Dem Erkrankten scheint es besser zu gehen, darum werden Anzeichen oft übersehen. Nicht selten gehen Erkrankte gezielt und planvoll vor. Werden Suizidgedanken geäußert, solltest du dies nicht überhören oder verdrängen. In dem Fall hilft nur richtig zuhören. Es liegt nicht in deiner Macht, einen Suizid zu verhindern. Bei akuter Gefahr brauchst du Hilfe und Unterstützung. Informiere den Rettungsdienst, die Polizei oder den psychiatrischen Notdienst. Das ist kein übergriffiges Verhalten, sondern das einzig Richtige in einer dramatischen Situation.

Sprich mit dem Erkrankten und höre ihm gut zu. Versuche nicht, ihn zu überreden oder zu überzeugen. In diesem Moment ist das nicht möglich – du erreichst dein Gegenüber nicht. Vor allem sollten Suizidgefährdete nicht allein gelassen werden. Denn auch wenn der Erkrankte äußerlich ruhig wirkt, kann es zu einer Selbsttötung kommen. Die Information einer Rettungsstelle oder das gemeinsame Aufsuchen einer Ambulanz sind unbedingt angezeigt.

1.8 Therapiemöglichkeiten

Eine allgemeine Aussage lässt sich bei psychischen Erkrankungen nicht treffen. Der spezifische Fall ist entscheidend. Der Arzt wird in der Diagnose nach den Ursachen forschen. Bei organischem Befund oder Nebenwirkungen von Medikamenten kann er rasch einen Therapieplan erstellen und die Medikation entsprechend einstellen oder ergänzen.

Depressionen haben in der Regel chronischen Charakter. Das heißt, es besteht die Gefahr, dass sie wiederkehren. Der Arzt kann entscheiden, welche Form von Therapie sinnvoll ist. Werden Medikamente in Form von Antidepressiva verschrieben, sollten sie exakt nach Plan eingenommen und nicht nach Belieben abgesetzt werden. Eine Verlaufskontrolle durch den Arzt sollte immer gegeben sein.

Psychopharmaka werden von den einen als zunehmend kritisch betrachtet, andere aber unter- oder überschätzen ihre Wirkung. Die meisten sind verschreibungspflichtig. Die Einnahme und der Umgang mit ihnen sollten deshalb ernst genommen werden. Treten Nebenwirkungen auf, ist der Arzt sofort zu verständigen. Die Dosis sollte nicht selbstständig erhöht oder verringert werden.

Meist wird eine medikamentöse Therapie mit einer Psychotherapie gekoppelt. Diese Therapie holt den Erkrankten dort ab, wo er gerade ist. Erwarte als Außenstehender aber keine Wunder. Veränderungen brauchen Zeit. Besonders bei schweren Verläufen ist eine Kombination sinnvoll. Wird eine leichte Depression diagnostiziert, kann unter Umständen auf Medikamente verzichtet werden. Hier greift die Psychotherapie.

Die Aufstellung des Behandlungsplans orientiert sich an der Diagnose. Der Arzt wird erläutern, warum er welchen Weg einschlägt und mit welchen Wirkungen er rechnet. Ebenso kann nur im individuellen Fall entschieden werden, ob ambulant oder stationär behandelt wird. Dabei spielen die Depressionsschwere, Suizidabsichten, aber auch Drogen-, Medikamenten- und Alkoholkonsum bzw. die soziale Situation des Erkrankten eine gewichtige Rolle. Stationärer Aufenthalt oder Kur können sinnvoll sein und die Angehörigen wenig entlasten.

3 Ansätze lassen sich pauschal unterscheiden:

- **Akuttherapie:** Im akuten Stadium – ambulant oder stationär, mit Medikamenten und Psychotherapie oder nur Psychotherapie.
- **Erhaltungstherapie:** Stabilisierung des Erkrankten und Vermeidung von Rückfällen.
- **Vorsorge:** Direkt anschließend an die Erhaltungstherapie, langfristig angelegt, mit oder ohne Medikamente, als Psychotherapie mit Einführung und Festigung von Routinen im Alltag, Stabilisie-

rung des Arbeitsverhältnisses, findet unter Einbeziehung der Angehörigen statt.

1.9 Co-Depression

Verändert sich ein nahestehender Angehöriger, ist man automatisch betroffen. Nicht jedem fällt sofort eine Erkrankung als Grund ein. Meist wird zunächst nach anderen Ursachen gesucht und nicht selten setzt man bei sich selbst an.

Nicht zuletzt deshalb ist eine medizinische Begleitung wichtig. Du musst eine Depression als Krankheit begreifen, die nichts mit dir zu tun hat. Du selbst bist als Angehöriger gefordert. Doch du musst darauf achten, dich nicht selbst zu gefährden.

Gerade Frauen neigen oft dazu, empathisch zu reagieren. Bei aller Einfühlsamkeit übersehen sie dann, dass es Limiten gibt. Beginnst du dich intensiv mit den Vorstellungen und Ideen eines Depressiven zu identifizieren, wird es gefährlich. Du hilfst damit weder ihm noch dir. Gerät dein Alltag aus den Fugen, treten zusätzliche Probleme auf.

Ohnmacht und Schuldgefühle können zu einer Abwärtsspirale führen, die dich selbst in einen Strudel reißt. Depressionen belasten soziale Beziehungen und stellen Bindungen auf eine harte Probe, weil der Erkrankte keine Bindung eingehen kann. Der Rückzug gehört zum Krankheitsbild dazu.

Wird aus einer Liebesbeziehung ein Abhängigkeitsverhältnis, entstehen irreparable Schäden. Eben dann, wenn du deine Beziehung retten möchtest, solltest du Hilfe in Anspruch nehmen und eine Co-Depression (= geteiltes Leid) vermeiden. Besonders gilt das für Familien. Achte auf dich selbst und geh fürsorglich mit dir um. Du bist großen Belastungen ausgesetzt und brauchst Erholung, Mitgefühl und Achtsamkeit.

1.10 Verlauf und Perspektiven

Geduld ist die halbe Miete! Die Krankheit in ihren verschiedenen Erscheinungsformen verläuft in Schüben. Akute Phasen wechseln mit „normalen" Phasen ab. Das Rückfallrisiko bei einer überstandenen Depression ist hoch. Die Krankheit hat in den meisten Fällen chronische Züge. Dabei ist eine tatsächlich chronische Depression meist leichter als eine episodisch auftretende, die oft mit schweren Schüben verbunden ist.

Verlauf und Prognose richten sich immer nach dem konkreten Fall. Die Krankheit verläuft individuell ganz unterschiedlich. Generell kann man sagen, dass ein beständiges Umfeld viel zur Stabilisierung und Genesung des Erkrankten beiträgt. Grundsätzlich sollte eine Depression behandelt werden. Unbehandelt können sich Komplikationen oder im schlimmsten Fall ein Suizid ergeben. Je eher ein Behandlungsplan erstellt werden kann, umso besser sind die Chancen auf Heilung und umso mehr kann das familiäre Umfeld gestärkt werden.

Wird eine Depression gleich beim ersten Auftreten erkannt und behandelt, kann Vorsorge getroffen werden. Spätere Schübe lassen sich womöglich vermeiden. Damit wächst die Möglichkeit, dass es bei einer Episode bleibt. Mit jedem Rückfall erhöht sich allerdings das Risiko einer chronisch bestehenden Depression, die ständig behandelt werden muss.

Krankheit und Co-Erkrankung im Überblick

Depressionen sind ernst zu nehmende Erkrankungen, die jeden treffen können. Halten Stimmungstiefs über 2 Wochen an, sollte ein Arzt konsultiert werden, damit eine Diagnose gestellt werden kann. Dabei solltest du als Angehöriger einbezogen werden. Von Selbstheilungsversuchen und Experimenten mit Psychopharmaka ist dringend abzuraten. Ein individueller Behandlungsplan und Termine der Verlaufskontrollen sollten unbedingt eingehalten werden. Konsequente Behandlung führt in der Regel zu guten Ergebnissen: Episoden können durchbrochen werden. Frühzeitige Erkennung und Behandlung von Ersterkrankungen können das Risiko von Rückfällen eindämmen.

Für Angehörige gilt:

- Empathie bedeutet nicht nachgeben.
- Dich trifft keine Schuld!
- Information durch Fachärzte hilft.
- Alltagsroutinen inklusive Job sind wichtige Stützen.
- Abgrenzung und Ruhephasen sind für Angehörige ein Muss!

2. Wenn plötzlich alles anders ist

Verändert sich der Partner, kann das zutiefst schmerzhaft sein. Besonders Frauen leiden darunter, wenn aus dem dynamischen Mann, in den sie sich einmal verliebt haben, ein zurückgezogener, in sich gekehrter oder aggressiv agierender, immer öfter unberechenbarer Mensch wird. Eine Zweierbeziehung oder eine Familie können daran zerbrechen. Vielen fällt es deshalb schwer, die Waage zwischen Verantwortung, Hilfe und Selbstschutz zu halten. Sie fühlen sich schuldig und geraten selbst in eine prekäre Lage, die bis zur Zerstörung gehen kann.

2.1 Was ist nur los mit dir?

Plötzlich bleibt der Partner morgens liegen, während du frisch geduscht allein am Frühstückstisch sitzt. In jeder Beziehung gibt es Phasen, in denen einer eher die Führung übernimmt und dynamische Impulse setzt. Doch wenn aus einem Morgen mehrere Tage werden, an denen der andere kaum aus dem Bett kommt, entstehen Spannungen. Schwer zu erklären sind solche Momente in Familien: Warum steht der „Papa" nicht auf? Warum bleibt die „Mama" einfach liegen? Kinder haben feine Sensoren und machen sich Gedanken.

Hinter einem längeren Ausschlafen können ganz gewöhnliche Ursachen stecken: Wurde gefeiert, liegt eine lange und anstrengende Arbeitsphase hinter einem oder ist eine permanente Überforderung in Familie und Job gegeben, nimmt sich der Körper sein Recht auf Erholung.

Doch wenn die Verhältnismäßigkeit kippt und andere Symptome hinzukommen, wird es kritisch. Meist tritt eine Depression nicht plötzlich auf, sondern entwickelt sich schrittweise. Das kann dazu führen, dass dir zunächst nichts auffällt. Ab einem bestimmten Zeitpunkt häufen sich allerdings die Symptome, dann solltest du reagieren und auf einen Arztbesuch drängen.

Meist werden aber zunächst Diskussionen geführt. Du möchtest wissen, was los ist oder formulierst Forderungen. Niemand will jeden Morgen allein das Frühstück vorbereiten, die Kinder in Kita und Schule bringen und abends nach dem Job feststellen, dass der Partner nicht einmal aufgestanden ist. Spätestens nach den ersten Anrufen aus dem Büro muss etwas geschehen. Berufstätige haben hier bereits eine erste Chance: Bis zum 3. Tag muss die Krankschreibung beim Arbeitgeber vorliegen. Ein Besuch beim Hausarzt ist daher unausweichlich.

Was viele nicht wissen: Der Allgemeinmediziner kann bei Verdacht auf Depression erste Maßnahmen einleiten und eine Überweisung zum Psychologen ausstellen. Für den Erkrankten und für dich kann das der erste Schritt zur Besserung sein.

2.2 Selbstgefährdung und Schutz

Du hast dich informiert, möchtest unterstützen und bringst deinem Partner großes Verständnis entgegen. Das ist gut so. Doch oft arbeitet man dabei unbewusst gegen sich selbst. Eigentlich möchte man, dass der andere sich „zusammenreißt" und mitmacht, doch man stellt die Forderungen zurück. Eigentlich möchte man diskutieren, doch man steuert die Gespräche bewusst, um den Partner nicht aufzubringen. Eigentlich möchte man selbst am liebsten laut schreien, doch man hält sich zurück. Aus dem Partner ist ein Patient geworden, der Schonung bedarf.

Um nicht selbst in eine tiefe Krise zu rutschen, müssen Gegenmaßnahmen getroffen werden. Depressionen sind keine Erkältung, die nach 2 Wochen abklingen. Sie können 3–8 Wochen oder länger anhalten. Um diese Zeit gesund durchzustehen, brauchst du Unterstützung.

Kennst du deine eigenen Grenzen? Nimm dir bewusst Zeit für dich und für ein Brainstorming. Das Aufschreiben aller Gedanken und Möglichkeiten bringt dich weiter. Es gibt dir die Möglichkeit, die Kontrolle über dein bzw. euer Leben zu behalten. Notiere deine Energiequellen und finde Energiereserven. Energiequellen sind alles, was dir Freude macht und dich stärkt. Das kann das wöchentliche Treffen mit der besten Freundin sein oder die Zeit im Fitnesscenter. Das kann ein Wellnesstag im Monat sein – mit Kosmetik, Massage und Sauna wie das bereits im Kalender notierte Gespräch mit dem Psychologen. Du brauchst diesen Ausgleich, wenn du selbst gesund bleiben und helfen willst.

Die meisten Angehörigen belasten Fragen wie: Ich gehe mit Freunden essen und lasse meinen Mann im Stich? Ich lebe einfach so weiter, gehe zum Sport und lache, während mein Freund depressiv im Bett liegt? Ein schlechtes Gewissen ist hier absolut fehl am Platz. Niemandem ist damit geholfen, wenn du selbst in ein Stimmungstief fällst oder krank wirst.

2.3 Vom Aushalten

Es ist eine Gratwanderung: Auf der einen Seite stehen die Krankheit des Partners und der Wunsch, sich zu kümmern. Auf der anderen Seite stehen die eigenen Ressourcen und Kapazitäten. Bei einem Beinbruch sind die

Möglichkeiten des Helfens sichtbar und selbst die Grenzen lassen sich leichter ziehen. Eine psychische Krankheit verunsichert. Schnell fühlt man sich schuldig. Die Kommunikation erfolgt einseitig, man bekommt keine „echten“ Antworten, auf die man sich wirklich verlassen kann. Die Hilfe bei einem Beinbruch wird honoriert. Vom Patienten, innerhalb der Familie wie außerhalb bekommt man ein Dankeschön und positive Reaktionen. Bei einer psychischen Erkrankung bleibt das meist aus.

Mehr noch – oft steigt der Druck. Manche Menschen reagieren negativ oder mit Forderungen. Sie nehmen die Krankheit nicht ernst und verstehen die Lage nicht. Gerade bei anhaltenden Depressionen wächst die Belastung inner- und außerhalb der eigenen vier Wände. Diese Situation kommt belastend zu der Auseinandersetzung mit dem Erkrankten hinzu. Was kannst du tun, um diesen Zustand auf lange Dauer auszuhalten?

Es ist wichtig, rational zu verstehen, was gerade passiert: Nimm dir ein Blatt und teile es in 4 Spalten, um die Drucksituation zu lokalisieren: „Erkrankter“, „Familienmitglieder und engere Freunde“, „Ich“ (also du selbst) sowie „Außenwelt“ bekommen jeweils eine Spalte. Notiere nun ehrlich die belastenden Momente. Das können Äußerungen, Emotionen oder Ignoranz sein. Beim „Erkrankten“ werden Schweigen, Rückzug bzw. Vorwürfe dazukommen. „Familienmitglieder und engere Freunde“ finden vielleicht, dass du dich zu wenig oder zu viel kümmerst – beide Einschätzungen können zutreffen. Von der „Außenwelt“ gibt es womöglich Anschuldigungen der Nachbarn oder Tratsch und im Job gibt es Herausforderungen. Und du selbst siehst dich wahrscheinlich zu kritisch.

Was erreichst du mit dieser Methode? Du erkennst, wie unsinnig viele Vorwürfe sind und kannst hierarchisieren. Du kannst dir deine Kraft besser einteilen und dir überlegen, wo Aufklärung sinnvoll ist und wo es sich einfach nicht lohnt. Wissen andere tatsächlich Bescheid, bringen sie einem oft Verständnis entgegen und können zu einer wertvollen Hilfe werden.

2.4 Unterstützung und Ablehnung

Außenstehende sind mit einem Urteil rasch bei der Hand und wissen immer ganz genau, was zu tun ist. Ein Umdenken setzt erst langsam ein. Seit Robert Enke, der Torwart der deutschen Nationalmannschaft, sich das Leben nahm, werden Depressionen von breiteren Bevölkerungsgruppen besser wahrgenommen. Es ist nicht einfach: Ist der andere nur faul, ist er gar ein Schwächling oder macht er anderen nur etwas vor? Braucht er vielleicht nur Urlaub oder muss ausspannen? Sind Alkohol oder Drogen schuld? Stimmt etwas in der Beziehung nicht?

Schnell kursieren Gerüchte und Vorurteile. Diese kommen als belastende Momente hinzu. Während der Betroffene selbst die Anfeindungen vielleicht gar nicht so erlebt, weil er sich zurückzieht, sind es Angehörige, die sich damit auseinandersetzen müssen. Psychischen Krankheiten haftet immer noch der Vorbehalt an, sie seien nicht wirklich existent, sondern nur eingebildet.

Andererseits gibt es ungute Zeitgenossen, die sich auf jedes private Detail stürzen und es in die Öffentlichkeit zerren. Eben bei psychischen Herausforderungen können Erkrankter und Angehörige auf diese Hilfe verzichten. Was unbedingt noch einmal betont werden sollte: Ärzte unterliegen der Schweigepflicht. Der Krankschreibung ist demnach nicht zu entnehmen, warum der Patient krankgeschrieben wurde, und der Arbeitgeber muss den Grund auch nicht zwingend erfahren, wenn man dadurch Nachteile befürchtet.

Oft ist es aber auch so, dass einem viel mehr Verständnis entgegengebracht wird, wenn es um die Alltagsgestaltung mit einem an Depression Erkrankten geht. Besonders im nahen Freundeskreis sollte man diese Hilfe annehmen.

Jede Form der Unterstützung ist hilfreich – vom Abholen der Kinder bis hin zum Einkauf und der abendlichen Ablösung, falls du einmal ein paar Stunden für dich benötigst. Wichtig ist, dass die Helfenden eingeweiht sind und wissen, was zu tun ist und die Notfallnummern kennen. Ebenfalls sei hier noch einmal vor jeder Art von Küchenpsychologie gewarnt: Ein gut gemeintes „klärendes Gespräch" kann genau in die falsche Richtung führen.

2.5 Überforderung

Wer sich nicht mehr im Blick hat, gerät rasch unter Druck. Dabei wird man in eine Abwärtsspirale gezogen und merkt es nicht einmal. Andere Symptome sind Appetitlosigkeit, Schlafstörungen, ständige Müdigkeit oder Gereiztheit. Unter Stress fährt das Immunsystem schnell herunter. Erkältungskrankheiten, Juckreiz ähnlich einer Neurodermitis, Herpes oder Gürtelrose können die Folge sein.

Jeder denkt, dass noch etwas geht, und möchte seine Belastungsgrenzen mit guter Absicht ausdehnen, doch hier ist definitiv Vorsicht geboten: Du brauchst Pausen und die Möglichkeit, Luft zu holen. Du musst Kraft tanken, wenn du helfen willst. Die eigene Gesundheitsvorsorge sollte auf deiner To-do-Liste nach oben rücken. So kannst du am besten alle Belastungen bewältigen. In Kapitel 2.3 hast du bereits auf einem Zettel deine Belastungssituation etwas eingegrenzt. Hier ging es um Personen und Meinungen. Nun geht es darum, Verpflichtungen zu hierarchisieren.

Nimm dir Zeit zum Planen. Überlege, welche Dinge für dich und die Familie unbedingt wichtig sind. Dazu zählen die Absicherung der Finanzlage, der Alltag für die Kinder mit Kindergarten und/oder Schule, die Versorgung der Familie vom Einkauf bis hin zu den Mahlzeiten und das Saubermachen. Hat bisher dein Partner angepackt, musst du nun die Aufgaben entweder umverteilen oder reduzieren. Zeitmanagement wird ein wichtiger Begriff: Gib dir eine Struktur, an die du dich halten kannst.

Dabei müssen Pausenzeiten eingeplant werden. Du brauchst Freizeit, um dir selbst näher zu kommen. Achte vor allem auf viel Bewegung und gesunde Ernährung. Die schnell bestellte Pizza ist kein Problem, sollte aber nicht zur Gewohnheit werden. Nimm dir Zeit für gutes Essen und ausreichend Schlaf. Nutze Gesprächsangebote beim Therapeuten oder in Selbsthilfegruppen, damit du dich austauschen kannst.

2.6 Ersthelfer

Erste Hilfe für die Psyche? Das bedeutet nicht als Therapeut tätig zu sein. Es heißt lediglich, Anzeichen zu erkennen und auf Hilfsangebote aufmerksam zu machen. Dabei ist der Erkrankte womöglich nicht begeistert, sondern wehrt ab. Ihm selbst ist seine Situation möglicherweise nicht bewusst. Das gilt es einzukalkulieren. Jeder, der Dankbarkeit erwartet, ist fehl am Platz. Zum Krankheitsbild der Depression gehört die eingeschränkte Kommunikation. Besserwisserei unterstützt nicht. Anders als bei Alkohol- oder Drogenabhängigkeit hilft hier kein

Anstoß. Der Betreffende hat gar nicht mehr die Kraft, den ersten Schritt zu tun.

Ersthelfer bedeutet im erweiterten Sinn der erste Ansprechpartner vor Ort zu sein. Derjenige, der für das funktionierende Umfeld sorgt und da ist, wenn es um Termine oder die Einnahme von Medikamenten geht. Es bedeutet aber dennoch: Du bist kein Therapeut und kein Facharzt!

Für Gespräche mit Erkrankten brauchst du ein hohes Maß an Einfühlsamkeit. Gleichzeitig kann es sein, dass du mit Abwehr und Vorwürfen konfrontiert wirst. Je näher dir die Person steht, umso mehr treffen dich Anschuldigungen, selbst wenn du weißt, dass sie nicht zutreffen. Um diese Erfahrungen zu verarbeiten, brauchst du Hilfe und Unterstützung. Friss nicht alles in dich hinein, sondern such dir Gesprächspartner in Selbsthilfegruppen oder im professionellen Therapiebereich.

Zudem lernst du hier Kommunikationssteuerung bzw. Techniken zur Verarbeitung und zur Gewichtung von Argumenten. Das hilft dir im Zusammenleben mit einem an Depression Erkrankten und kann danach ebenfalls von Bedeutung sein.

2.7 Warum Selbstschutz Priorität hat

Die meisten von uns kämpfen um die eigene Ich-Stärke. Sie müssen sich mit Vorgaben aus der Kindheit auseinandersetzen, haben Schwierigkeiten mit dem Verarbeiten von negativen Erlebnissen und kämpfen um Selbstachtung und Selbstbewusstsein. Es ist nicht leicht, eine starke Persönlichkeit auszubilden.

Die Depression einer nahestehenden Person kann dich stark belasten und dir Impulse geben, die dich psychisch und physisch überfordern. Je nach diagnostizierter Depressionsschwere und der individuellen Lage können Depressionen mit aggressiven Phasen verbunden sein. Diese Bandbreite an Symptomen vom In-sich-gekehrt-Sein und Rückzug bis hin zu Gereiztheit und Aggression nimmt jeden mit, der nicht aus dem therapeutischen Bereich kommt und gelernt hat, bewusst Abstand zu halten.

Dieser Abstand fehlt, vor allem, wenn es um eine geliebte Person geht. Es fällt schwer, die Veränderung an sich zu akzeptieren bzw. Gespräche richtig zu werten, vieles nicht auf sich zu beziehen und bewusst auszublenden. Regelmäßiges Ausspannen und Zu-sich-Kommen ist deshalb wichtig. Selbstschutz ist eine Voraussetzung für jede Form von Hilfe.

Etwas anderes kannst du als Laie gar nicht leisten. Du kannst nur da sein, vermitteln und begleiten. Du bist nicht für den anderen und seine Genesung verantwortlich. Das zu begreifen, ist wichtig. Es ist vor allem von Bedeutung, wenn es um eine Familie geht.

Die Kinder brauchen dich bzw. einen geschützten Raum, in dem sie heranwachsen können. Das heißt aber nicht, dass du zwischen deinen Kindern und deinem Mann oder deiner Frau wählen musst. Das bedeutet, die Krankheit zu begreifen und Spezialisten zu vertrauen, so wie du es bei einer anderen Erkrankung tun würdest. Kein Laie würde sich für die Behandlung von Diabetes verantwortlich fühlen. Dasselbe gilt für die Behandlung einer Depression.

2.8 Von der eigenen Angst

Das Wechselbad der Gefühle mündet rasch in Angst. Was, wenn dem Partner etwas passiert? Wie gehst du mit dem nächsten Schub um? Was bedeutet die Krankheit für die Kinder? Einige ziehen sich komplett zurück – Besuche werden abgeblockt, die Familienangehörigen gehen nicht mehr aus. Gerade für Kinder bedeutet das eine Verstärkung der ohnehin belastenden Lage. Die ganze Familie igelt sich ein und lebt in einem Klima voller Krankheit und Sorge.

Das hat Folgen, die keinem guttun. Sie helfen weder dem Erkrankten noch den Angehörigen. Sie führen vielmehr zu weiteren Problemen und Belastungen. Doch was ist Angst überhaupt? Angst ist ein Warnsignal. Es dient dazu, Kräfte zu mobilisieren bzw. die Flucht anzutreten. Angst entsteht vor Unbekanntem. Du malst dir aus, was alles passieren könnte. Angst entsteht auch aus Erfahrungen. Du fürchtest, etwas könnte sich wiederholen. Dabei gehst du entweder von der Vergangenheit oder der Zukunft aus. Es ist allerdings wichtig, im Moment da zu sein und darin Kraft zu schöpfen.

Es gibt gute und schlechte Tage beim Zusammenleben mit einem an Depression Erkrankten. Auf dem guten Weg ist man, wenn man ärztliche Hilfe nutzt. Dabei sollte der Behandlungsplan unbedingt eingehalten werden. Bei Fragen kann der Arzt konsultiert werden. Zweifelst du, was die Therapie und Medikation anbelangt, so hole dir eine Zweitmeinung dazu, doch setze das Medikament nicht einfach ab. Du kannst die Wirkung nicht einschätzen.

Gegen die eigene Angst helfen:

- Aufklärung,
- gesunde Lebensweise,
- Austausch mit anderen,
- Bewegung und
- Meditation.

Du unterstützt damit deine mentale Verfassung und sicherst dir Kraftreserven. Vor allem solltet ihr eure normalen Beziehungen weiterführen, die Kinder sollten in Kontakt zu ihren Freunden bleiben und zudem sollte es daheim so normal wie möglich zugehen. Das ist in der Regel auch für den Erkrankten das Beste. Bestehen hier Zweifel, weil Aggressionsphasen zu erwarten sind, muss das unbedingt mit dem Psychologen besprochen werden.

2.9 Co-Therapie ist sinnvoll

In besonders schweren Fällen kann ein zweiter Therapeut hinzugezogen werden, der das Übertragungsangebot an den Erkrankten erweitert. Die Therapeuten können sich gegenseitig unterstützen und austauschen. Erweitert man den Begriff, so wirst du mit deinen Anliegen und Bedürfnissen ebenfalls miteinbezogen. Das ist in vielerlei Hinsicht für dich sinnvoll. Wird mit einem Therapeutenpaar gearbeitet, übertragen und spiegeln sich Beziehungssituationen. Das kann hilfreich sein und deinen Blickwinkel erweitern.

Vor allem geht es bei diesen Gesprächen darum, dich selbst zu stützen, Schutzfunktionen zu trainieren und dein Ich zu stärken. Du wirst sonst über längere Zeit den Anforderungen nicht gerecht werden. Informationen zur Krankheit, die Erläuterung des Behandlungsplanes mit Therapie und Medikation helfen dir, den Erkrankten besser zu verstehen, Situationen rascher einzuschätzen und Perspektiven zu entwickeln.

Es ist zudem wichtig, dass du für dich Ansprech- und Gesprächspartner hast, die deine Situation kennen und dir Hinweise geben. Unterstützung ist vor allem bei suizidal verlaufenden Depressionen ein Muss! Die Hinterbliebenen machen sich in der Regel Vorwürfe und suchen nach

Schuldigen. Hier gilt es, Limiten zu akzeptieren. Wenn sich jemand vollkommen innerlich verabschiedet hat, kann ihn kein Angehöriger mehr zurückholen. Es ist niemand schuld, (nur) weil er falsch reagiert hat. Du musst deine Grenzen wie die der Begleitung kennen. Das fällt nicht leicht und muss immer aus der konkreten und individuellen Lage heraus geschehen. Pauschale Hinweise führen meist zu Fehlschlüssen. Depressionen sind nicht zwingend mit einem Suizid verbunden, sie können es allerdings sein.

Viele durchleben eine depressive Phase einmal. Besonders in Übergangszeiten, wie in der Pubertät, nach der Schwangerschaft oder vor dem Ruhestand, kann es zu depressiven Phasen kommen. Bei vielen sind sie in der Tat einmalig. Da muss vom Arzt konkret und exakt geschaut werden, welche Ursachen vorliegen. Wurde ein Therapeut kontaktiert, sind der Erkrankte und du bereits auf einem guten Weg.

2.10 Analyse der Situation und Hilfestellung

Die eigene Lebenssituation kann sich durch ein an Depression erkranktes Familienmitglied extrem verändern. Lange Gespräche, Rückzug des Partners oder aggressive Abwehrreaktionen belasten und beschweren die eigene Psyche. Gleichzeitig kommt die Außenwelt dazu – Nachbarn, Bekannte und Freunde reagieren zunächst mit Unverständnis bzw. Forderungen. Der Rückzug des Erkrankten kann zum Rückzug der ganzen Familie führen.

Hier muss behutsam reagiert werden, wobei mehrere Ebenen zu unterscheiden sind. Am besten notierst und visualisierst du die Situation, damit du einen Überblick bekommst und für dich besser abklären kannst, was zu tun ist. Mit diesem Perspektivwechsel schaffst du dir den Freiraum, Lösungsmöglichkeiten zu finden und Hilfsangebote wirkungsvoll zu nutzen. Gehe bei der Analyse von dir aus und achte ganz bewusst auf deine Bedürfnisse. Nur wenn du deine Limits und Möglichkeiten kennst, kannst du helfen.

Im Inner Circle stehen zunächst der Erkrankte, die Familie und du. Dazu kommen dann Freunde, Bekannte, Nachbarn und Arbeitskollegen. Du kannst nun Bedürfnisse, Forderungen und Hilfe eintragen und zuordnen. Kennzeichne die Aspekte am besten farbig: Blau die Bedürfnisse, Rot die Forderungen und Grün die unterstützende Hilfe. Fällt dir auf, dass es an Unterstützung mangelt, musst du dir zusätzlich Hilfe holen. Das kann durch den Therapeuten geschehen oder du stellst jemanden temporär an. Haushaltshilfen werden teilweise sogar von den Krankenkassen übernommen.

Wichtig ist, dass du deine Kräfte richtig einschätzen und einteilen kannst. Für manche Depressionserkrankungen braucht man einen langen Atem. Wer ohnehin schon durch Job und Kinder am Limit ist, benötigt Hilfe und Unterstützung. Die Situationsanalyse zeigt dir, wo du ansetzen musst.

Das veränderte Beziehungsset auf einen Blick

Durch die Erkrankung eines Familienmitglieds oder des Partners verändert sich die gesamte Beziehung. Gleichzeitig wird die Depression vom Umfeld in unterschiedlicher Art und Weise wahrgenommen. Daraus ergeben sich komplexe Belastungssituationen für die Angehörigen, die den Erkrankten unterstützen wollen, und für die im Haushalt lebenden Kinder.

Geklärt werden müssen die eigene Situation und die Möglichkeiten medizinischer und praktischer Hilfe. Die persönlichen Bedürfnisse darfst du nicht aus den Augen verlieren. Selbstschutz und Kenntnis der Limits sind Voraussetzung von Hilfe und Unterstützung für den Erkrankten.

3. Die eigene Wut

Niemand gibt es gerne zu, aber die meisten empfinden irgendwann Wut über die entstandene Situation. Sie sind wütend auf den Partner, die Umstände und damit die Krankheit. Wut ist eine Emotion, die nicht rational begründet ist. Sie ist ein Ausbruch eigener Gefühle und Zeichen der Verletzlichkeit. Darin sammeln sich das Auf-sich-selbst-geworfen-Sein und die Überforderung, die zwangsläufig phasenweise auftritt.

Es ist nicht leicht, sich die Wut einzugestehen. Viele entwickeln Schuldgefühle dem Partner, der Familie und dem Arzt gegenüber. Dabei kann die Wut als Warnsignal und positiver Impuls betrachtet werden: Es ist Zeit, etwas zu verändern und damit die Lage zu verbessern.

3.1 Eigene Emotionen akzeptieren

Gerade sehr pflichtbewusste und liebevolle Menschen möchten alles richtig machen. Sie wollen sich kümmern und für den anderen da sein. Ihn begleiten und ihm helfen, um wieder in Balance zu kommen. Besonders gravierend kann diese Wunschhaltung in Beziehungen oder Familien sein. Wer vom Bild der Traumfamilie ausgeht, sieht sich nun in der Pflicht, die er als Bedürfnis wahrnehmen möchte. Frauen sind besonders darin geübt, sich hinten anzustellen – Männern fällt es wesentlich schwerer. Frauen empfinden dann die mangelnde Anerkennung als Defizit, für Männer dagegen ist Beziehungs- und Familienarbeit oft ein Terrain mit vielen unbekannten Flecken.

Überall lauern Fallstricke. Zum einen überschätzt man sich maßlos, gleichzeitig ist man seinen Emotionen ausgeliefert und hat Angst, den geliebten Menschen zu verlieren. Die Veränderungen durch die Krankheit kann man nicht professionell kategorisieren. Dazu steht einem der Mensch zu nahe. Hier entsteht ein Gefühlscocktail, das nicht leicht zu durchschauen ist.

Was man selbst tun kann, ist, die eigenen Gefühle zuzulassen und zu akzeptieren. Um das zu tun, helfen Gespräche mit dem behandelnden Arzt, dem Therapeuten, der Selbsthilfegruppe oder guten Freunden. Eine erste Unterstützung kann wieder eine Visualisierung geben:

Notiere dazu alle Gefühle, die auf dich wirken und ordne ihnen Farben zu. Ebenso kannst du ganze Bilder zeichnen: Rote Flammen für die Wut, einen blauen Himmel für die Hoffnung oder eine gelbe Sonne für die Zukunft. Das Zeichnen beruhigt und gibt dir die Möglichkeit, dich auszudrücken und deine Gefühle zu akzeptieren.

3.2 Ich kann nicht mehr!

Du musst kein Held sein. Selbst professionell arbeitende Therapeuten nehmen Unterstützung in Anspruch. Wir Menschen neigen oft dazu, als betroffene Angehörige zu hierarchisieren: Der Schmerz des anderen wiegt mehr als unser eigener. Der Partner ist ja krank. Man selbst sollte funktionieren. Der Anspruch ist dann sehr hoch. Daraus wird schnell eine Überforderung. Aus dieser Konstellation erwachsen weitere Herausforderungen. Ähnlich wie in der Pflege stauen sich Emotionen an und es kann zu Ausbrüchen kommen, die sich gegen den Partner, sich selbst oder andere richten. Der Grund für diese Aggressionen liegt nicht darin, ein schlechter Mensch zu sein, sondern in der Überforderungssituation.

Es ist darum wichtig, die individuelle Lage zu kennen, immer wieder zu überprüfen und sich genau zu überlegen, wo die eigenen Limits liegen und was man leisten kann. Das ist weder herzlos noch unangemessen rational. Es beugt lediglich dem persönlichen Zusammenbrechen vor. Denn das wäre kein Liebesbeweis, sondern fahrlässig. Je näher einem der Betroffene steht, umso schneller können sich Überforderung und Co-Krankheit entwickeln. Ein professioneller Abstand ist nahezu unmöglich.

Es ist daher wichtig, Zeichen richtig und rechtzeitig zu deuten. Abermals hilft eine Visualisierung. In regelmäßigen Abständen solltest du notieren, was du alles tust, woher du Hilfe bekommst und wo deine Energiereserven liegen. Lege dir eine Serie von Schau-Bildern an, wie du sie vielleicht schon in Kapitel 2.10 begonnen hast. Diese Visualisierung gibt dir zudem die Möglichkeit, dir immer wieder Kraftquellen vor Augen zu führen. Ferner wirst du angeregt, dir bewusst Zeit zu nehmen, um sie zu nutzen.

3.3 Durchhalten und nicht aufgeben

Was kannst du konkret tun, um die Zeit der Erkrankung gesund, vital und leistungsfähig durchzustehen?

1. Es ist wichtig, die reale Lage anzunehmen und die Krankheit zu verstehen.
2. Das Vertrauensverhältnis zum Arzt und zu den Behandlungsmethoden muss auf deiner Seite vorhanden sein.
3. Du solltest Gesprächsangebote nutzen und alle Fragen, die dich betreffen, stellen. Das ist nicht egoistisch, sondern notwendig, wenn du über längere Zeit Verantwortung übernehmen willst.

Dazu zählen Selbsthilfe- und Angehörigengruppen.
4. Du musst dein Potenzial und deine Grenzen kennen.
5. Du brauchst Freiräume, um dich zu entspannen und Kraft zu tanken.
6. Achte auf deine Ernährung. Manche Menschen vergessen zu essen, essen zu viel oder schlingen einfach rasch nebenbei. Das ist auf Dauer schädlich. Nimm dir Zeit zum Kochen, allein oder mit Freunden, und zum niveauvollen Essen. Besonders wichtig ist das, wenn Kinder im Haus sind.
7. Pflege soziale Kontakte und schließ dich nicht ein/aus. Du hast keine Depression und du hilfst deinem Angehörigen nicht, wenn du selbst in trübe Stimmung verfällst.
8. Nimm dir regelmäßig Zeit für Bewegung an der frischen Luft. Laufen oder Radfahren pustet den Kopf frei. Versuche, wenigstens einmal am Tag spazieren zu gehen.
9. Achte auf dein Äußeres. Depressive Menschen neigen dazu, sich gehenzulassen. Wer in häuslichen Stresssituationen steckt, übernimmt das oft. Doch Tage im Jogginganzug bauen nicht auf. Dich zu pflegen und sorgfältig zu kleiden, gibt dir die Möglichkeit, Zeit mit dir selbst zu verbringen. Bist du zufrieden mit deinem Spiegelbild, stärkt dies dein Selbstbewusstsein.
10. Bring Wohnung und Garten in Ordnung. Das Umfeld hat einen massiven Einfluss auf unsere Psyche. In einer verschmutzten, unordentlichen Wohnung fühlt sich niemand wohl. Gerade bei psychischen Erkrankungen ist eine saubere, klare Umgebung für den Erkrankten und dich wichtig.

3.4 Die Schuldfrage

Manche Angehörige belastet sie sehr. Sie fühlen sich durch Vorwürfe in die Ecke getrieben und können nicht mehr unterscheiden, was der Krankheit zuzurechnen ist und was zur Realität gehört. Sie beziehen Anschuldigungen direkt auf sich und grübeln lange darüber nach.

Hier gilt es, sehr achtsam mit sich selbst umzugehen: Du bist nicht schuld an einer Depression. Niemand ist das. Auch wenn es in der Beziehung Krisen oder Konflikte gab, wenn vielleicht eine Trennung bevorstand – das alles sind Dinge im Leben, die ein gesunder Mensch überwindet. Sie können mit trüber Stimmung und Trauer verbunden sein, aber sie sollten in angemessener Zeit verarbeitet werden. Ist das nicht der Fall und tritt eine Depression auf, so ist diese nicht die „Schuld" des Partners oder muss sich die Partnerin als Verursacherin sehen. Umgekehrt ist es genauso falsch, dem Partner eine „Flucht in die Depression" vorzuwerfen oder ihm Vorwürfe zu machen, in dem Sinne, er habe die Depression nur erfunden, um die Trennung zu verhindern.

An einer Depression trägt keiner die Schuld. Das eine ist das rationale Verständnis, das andere ist die emotionale Umsetzung. Hierbei solltest du dir professionell helfen lassen. Im schlimmsten Fall musst du die Betreuung deines Partners oder Elternteils abgeben und dich räumlich trennen. Damit hilfst du ihm und dir. Im besten Fall bist du selbst psychisch so robust, dass du die Betreuung gewährleisten und deinen Partner unterstützen kannst.

3.5 Vom Weggehen und Wiederkommen

Menschen mit Depressionen brauchen Kontinuität, Verlässlichkeit und Struktur. Den Angehörigen muss bewusst sein, dass sie keine Therapeuten und keine vorrangig professionell Betreuenden sind. Dazu haben sie weder die Ausbildung noch die Möglichkeiten. Das mag herzlos klingen, ist es aber nicht. Es bedeutet bloß, dass du deine Position und deine Limiten akzeptieren musst. Ansonsten läufst du bald Gefahr, dich restlos zu überfordern.

Exakt dieser Punkt ist zentral, darum wird er stets wiederholt: Was kann ich als Angehöriger leisten? In diesem Zusammenhang musst du systemisch denken und dich fragen, was passiert, wenn du mal ausfällst oder krank wirst? Was ist, wenn du deinen Job verlierst? Depressionen können sich über einen längeren Zeitraum hinziehen. Nach 6 Wochen wird das reguläre Gehalt nicht mehr gezahlt. Muss die Familie plötzlich von einem Gehalt leben, ist das eine gewaltige Umstellung. Du solltest dir dessen bewusst sein.

Für dich ist es wichtig, deine Routinen aufrecht zu erhalten. Ebenso wichtig ist das für die Kinder im Haushalt. Hier muss ein Konzept erstellt werden, dass die Grundfunktionen am Leben erhält und die Strukturen stärkt. Nach der individuellen Lage wird der Therapeut diese Fragen zusätzlich mit den Angehörigen besprechen.

Auch wenn du einen lieben Menschen nicht allein lassen möchtest, solltest du dem ärztlichen Rat vertrauen. Ist tagsüber eine Betreuung notwendig, wird der Psychologe dementsprechende Handlungsinstruktionen geben.

Lassen sich privat Möglichkeiten finden, sollten diese genutzt werden. Doch besprich das mit dem behandelnden Psychologen: Es gibt Krankheitsbilder, bei denen eine Betreuung zwingend notwendig ist. Hier ist womöglich ein stationärer Aufenthalt angezeigt. Es gibt jedoch auch Verläufe, bei denen eine durchgehende Betreuung als Überwachung empfunden wird.

Der Rat des Arztes sollte hier unbedingt beachtet werden. Ein schlechtes Gewissen solltest du unter keinen Umständen entwickeln, vor allem, wenn du zeitweise die gesamten Familienpflichten nicht übernehmen kannst bzw. außer Haus bist.

3.6 Pausen und Tapetenwechsel sind für Angehörige wichtig

Die Lage ist stark angespannt. Manchmal sind Reaktionen nicht mehr berechenbar und du weißt nicht, was dich im nächsten Moment erwartet. Darum ist eine Konditionierung für dich so wichtig. Depressive Menschen sollten nicht auf Reisen gehen. Ein Ortswechsel bzw. das Verlassen der gewohnten Umgebung kann zu zusätzlichem Stress führen, der die Depression nur verstärkt. Für dich aber können ein Kurzurlaub, eine kleine Reise oder ein Tagesausflug mit Freunden zum Kraftquell werden.

Du wirst als Angehöriger, der womöglich lange anhaltenden Erkrankung deines Partners nur gut überstehen, wenn du Freiräume zum Durchatmen hast. Auch für Kinder sind solche Auszeiten wichtig. Du solltest dich zur Not zwingen, wenn du dir eine Reise allein nicht zutraust. Verabrede dich mit Freunden und plane deine Auszeit bewusst. Eine Fahrradtour mit Picknick, eine Wanderung mit einem gemeinsamen Essen in unbeschwerter Atmosphäre geben dir die Möglichkeit, mit anderen zusammen zu sein und auf andere Gedanken zu kommen.

Damit verletzt du niemanden. Um dich sicher zu fühlen, kannst du eine Pflegekraft engagieren oder Nachbarn und Freunde um Hilfe bitten. Doch unterlasse es, stündlich zu Hause nachzufragen. Du solltest für solche Fälle eine Liste mit Notfallnummern hinterlassen. Dazu gehören nicht nur deine Handynummer, sondern ebenso die Nummern der Ärzte und der Notdienste.

Ferner sind der Medikamentenplan und alle wichtigen Anweisungen schriftlich zu hinterlegen. So kannst du sicher sein, dass selbst im Notfall an alles gedacht wurde. Damit gibt es keinen Grund für dich, dich schuldig oder unabkömmlich zu fühlen. Sorge für deine Entspannung, damit du wieder Kraft für die Zeiten der Anspannung hast.

3.7 Abreagieren, aber bitte allein

Unbewältigte Emotionen können immens belastend sein. Die Gedanken beginnen zu kreisen, man kann sich kaum noch auf etwas anderes konzentrieren und die Wahrnehmung schränkt sich ein. Herrscht dann noch eine düstere Atmosphäre, spitzt sich die Lage für einen selbst zu. Wie gehst du am besten mit diesen Emotionen um?

Von Schuldgefühlen wurde bereits gesprochen. Viele verbieten sich die wütenden und zornigen Gedanken. Sie fühlen sich schuldig gegenüber ihrem Partner und ihrem Selbstbild. Emotionaler Stress baut sich rasch auf. Du musst Möglichkeiten finden, um dich mit diesen Gefühlen auseinanderzusetzen und um dich buchstäblich abzureagieren. Dazu gibt es selbst bei wenig Zeit verschiedene Möglichkeiten, die du bequem in den Alltag implementieren kannst:

Meditation hilft dir, dich zu entspannen und dein inneres Ich zu stärken. Du kommst besser in Stresssituationen zurecht, wenn du ruhig atmen und deine Gedanken fokussieren kannst. Das lernst du entweder in einer Gruppe oder du nutzt simple Atemübungen, um selbst in die Meditation einzusteigen. Dazu schließt du abends die Augen und achtest 5 Minuten auf deinen Atem. Konzentriere dich vollkommen auf das Einatmen durch die Nase und folge dem Atemfluss auf seiner Reise durch deinen Körper. Schweifen deine Gedanken ab, kannst du sie wieder zurückholen – der Atem ist für dich ein fassbares Hilfsmittel. Deine Vorteile: Du lernst, dich zu fokussieren und zu beruhigen.

Sport und Bewegung führen zur Ausschüttung von Glückshormonen. Wenn du täglich eine bestimmte Strecke läufst oder den Weg zur Arbeit mit dem Rad zurücklegst, kommst du an die frische Luft und ans Sonnenlicht. Nebenbei stärkst du deine Kondition und tust noch etwas für deinen Körper.

Falls du die Möglichkeit dazu hast, lauf in den Wald, auf einen Berg oder an einen See und schreie einmal ganz laut! Das klingt verrückt, nicht wahr? Bei diesem Schrei füllen sich deine Lungen mit Sauerstoff, du musst dich überwinden und kannst dann alles hinausschreien. Das wirkt befreiend und nicht selten ein wenig komisch. Das ist allerdings mehr ein Tipp für Landbewohner oder Menschen mit großem Selbstbewusstsein. Ebenso kannst du mit einer Freundin laufen: Grund zum Laut-Rufen oder Schreien hat praktisch jeder einmal. Ferner ist Lachen gesund und verbindet. Menschliche Nähe ist gerade jetzt für dich wichtig.

Tanz ist eine weitere Form, um aktiv zu werden und Emotionen in Bewegung umzusetzen.

3.8 Sich aussprechen

Nimm den Kontakt und die Gesprächsmöglichkeit mit dem Therapeuten wahr. Er ist am besten in der Lage, die Situation von außen zu überschauen, kennt die Zusammenhänge und verfügt über die notwendige Fachkompetenz.

Suche das Gespräch mit anderen Betroffenen. Angehörigengruppen können helfen, sich über die spezifischen Herausforderungen auszutauschen. Oft sind Angehörige imstande, praxisnahe Tipps zu geben und können bei Fragen zu Pflegedienst und Überbrückungsgeldern helfen.

Bei finanziellen Herausforderungen solltest du rechtzeitig sozialpsychologische Hilfe beanspruchen. Du musst wissen, woran du bist und welches Einkommen dir zur Verfügung steht. Bricht hier etwas weg und häufen sich die Rechnungen oder entstehen gar Schulden, kann das massive Folgen haben. Nutze daher die Möglichkeit, mit Freunden zu sprechen, und pflege dein soziales Netzwerk. Jetzt ist das besonders wichtig.

3.9 Hilfe annehmen

Zählst du dich zu den Menschen, denen es schwerfällt, Hilfe anzunehmen? Hast du Angst, dir eine Blöße zu geben oder als schwach zu gelten? In schwierigen Situationen ist es sinnvoll und wichtig, andere einzubeziehen.

Wird dir Hilfe angeboten, nutze sie. Das ist für dich, den Erkrankten und dein Umfeld wichtig. Ihr merkt, dass Ihr nicht allein seid und dem weiteren Umfeld wird ein Stück Normalität, Kompetenz und Sicherheit signalisiert. Das wirkt der Gerüchteküche entgegen und setzt vor allem dem schnellen, kränkenden und ausschließenden Vorurteil vom Verrücktsein etwas ent-gegen.

3.10 Achtsam mit sich selbst sein

In schweren Zeiten ist es besonders wichtig, auf sich selbst zu achten und sorgsam mit der körperlichen und psychischen Gesundheit umzugehen. Achte daher auf Struktur in deinem Leben, auf gesundes Essen, Schlaf, Wellness und Schönheitspflege. Das hat nichts mit Egoismus zu tun, sondern du achtest auf dich. Du kannst nur helfen, wenn du dazu imstande bist und genug Kraft mitnimmst. Wir können uns vor Depressionen nicht schützen. Es gibt keine wirksame Vorbeugung, Impfung oder Tabletten. Doch indem du bewusst auf ein ausgewogenes Leben achtest, kannst du viel tun, um gesund, leistungsfähig und optimistisch zu bleiben.

Landkarte der Emotionen zusammengefasst

Die eigenen Emotionen können sich wie auf einer Achterbahn bewegen. Du bist in einer Ausnahmesituation, die du für dich begreifen und in der du deine Position finden musst. Dabei wirst du mit Emotionen konfrontiert, die nicht zu deinem Selbstbild passen. Du musst verstehen, dass du quasi nur als Angehöriger agierst – du bist weder Arzt noch Pfleger. Der professionelle Abstand ist nicht gegeben. Was du leisten kannst, wirst du leisten, wenn du dich genug um dich selbst, deine psychische und physische Gesundheit kümmerst, auf eine ausgewogene Balance von An- und Entspannung achtest und wenn du Hilfe annimmst.

4. Von der Kommunikation

Steht man sich nahe und ist schon lange zusammen, haben sich Kommunikationsmuster eingespielt. Man weiß nun, wie man den anderen und seine Äußerungen „zu nehmen hat“ – man kann ihn lesen und deuten. Viele verstehen sich ohne Worte, andere schweigen sich an.

Erkrankt ein Partner an Depression, kann sich die Kommunikation dramatisch verändern. Ebenfalls ist hier der Blick auf die individuelle Lage wichtig. An welcher Stelle befand sich das Paar? Wie gestaltete sich die Freundschaft? Eins ist unbedingt zu vermeiden: Übergriffigkeit, die in unterschiedlicher Form daherkommen kann – als Sorge, Fürsorge oder Macht. Hier gilt es genau hinzuschauen und sich als Angehöriger nichts vorzumachen. Besonders gilt das für die Kommunikation in Familien.

Das andere ist die Kommunikation mit Arzt und Therapeut. Hier ist ebenfalls ein schmaler Grat zu beschreiten und die Achtung vor dem Erkrankten zu wahren. Das Dritte ist die Kommunikation mit der Umwelt, mit Freunden, Bekannten, Arbeitskollegen und Nachbarn.

4.1 Mit Betroffenen sprechen

Depressive Menschen verändern sich vollkommen. Die normale Kommunikation ist gestört. Plötzlich kann alles zu Aggression, Tränen oder passivem Schweigen führen. Jeder reagiert anders auf Launen. Ein innerer Rückzug kann sinnvoll sein, um die Dinge für sich zu klären oder Trauerarbeit zu leisten. Manche Menschen machen viel mit sich allein ab. Doch was, wenn der

Rückzug länger anhält und du spürst, dass „etwas nicht stimmt“? Wenn aus dem Rückzug ein innerer Abschied wird oder Aufgaben langanhaltend vernachlässigt werden?

Im Normalfall helfen bei Traurigkeit und trüber Stimmung, Aufmunterung und Forderungen. Wer übermüdet ist, einen Misserfolg verarbeiten muss oder von Mobbing getroffen wurde, kann sich krankschreiben lassen, um die Lage zu überdenken und sich neu zu sortieren. Diese Verhaltensweisen sind normal. Ebenfalls ist ein gesteigertes Schlafbedürfnis nicht ungewöhnlich: Steht man vor wichtigen Entscheidungen oder ist großen Veränderungen ausgesetzt, leistet die Psyche Schwerarbeit und Müdigkeit ist die Folge. Hier hilft ein gutes Wort bzw. kann ein Gespräch Klärung und Unterstützung bringen.

Doch was, wenn der Partner eine Schwelle überschreitet, die über das normale Maß hinausgeht? Und worin besteht „das Normale“? Die Übergänge sind fließend. Wenn du deinen Partner gut kennst, spürst du Wesensveränderungen, die anders sind als sonst. Dauern Stimmungen unverhältnismäßig lange an, ist von einer Depression auszugehen.

Als Faustregel gelten 14 Tage. Bei Suizidäußerungen, anhaltendem Weinen, dem Ablehnen von Nahrung, andauerndem Liegen und der Weigerung, das Haus zu verlassen, sollte allerdings prompt reagiert werden. Hier ist ein Arzt zu kontaktieren, um rechtzeitig helfen zu können und einen suizidalen Verlauf zu verhindern.

Aufmunterungen helfen bei depressiven Menschen nicht. Auf gar keinen Fall sollte man sie bedrängen oder Forderungen stellen. Ein „Zusammenreißen“ ist nicht möglich. Der Erkrankte wird nur weiter in die Depression gedrängt. Das Angebot zum Gespräch sollte klar formuliert werden. Wichtig ist, zuzuhören und den Erkrankten nicht zu korrigieren. Mit Abwiegeln und Optimismus stiften, kommt man nicht weiter. Gute Ratschläge sollten vermieden werden. Mitleid kann als Herablassung verstanden werden.

Du solltest dem anderen zeigen, dass du da bist und ihn nicht allein lässt. Wichtig ist, dass er merkt und spürt, dass eine Gemeinschaft um ihn da ist, die ihn trägt und nicht fallen lässt. Ebenfalls ist Bestätigung ganz wichtig, um das Selbstwertgefühl zu stärken. Zeigt der Erkrankte Initiative, bestärke ihn. Vorwürfe sollten unterbleiben. Der andere ist erkrankt. Von jemandem, dessen Bein gebrochen ist, würdest du auch nicht erwarten, dass er dich auf einer Bergtour begleitet. Hier ist nicht das Bein, sondern die Seele angeknackst. Das muss nicht dramatisiert werden, dein Partner ist nicht verrückt, doch die Erkrankung sollte ernst genommen werden. Darum ist es wichtig, medizinisch-therapeutische Hilfe in Anspruch zu nehmen.

4.2 Was hat sich verändert?

Kommunikation beruht auf Vertrauen, Verständnis und gemeinsamen Vereinbarungen. So entschlüsseln wir Gesagtes, erkennen Subtexte, verstehen Ironie und Humor. Bei einer seelischen Erkrankung aber sind die Kommunikationswege gestört. Der Erkrankte kann nicht mehr entschlüsseln, was gemeint ist. Missverständnisse häufen sich. Gesagtes wird negativ interpretiert und höhlt das Selbstbewusstsein weiter aus.

Der Erkrankte kann so weit in sich gefangen sein, dass er den anderen gar nicht mehr hört. Du hast das Gefühl, gegen eine Wand zu sprechen. Deine Kommunikationsfähigkeit kommt an ihre Grenzen. Du erreichst dein Gegenüber nicht mehr. Viele Angehörige fühlen sich vor den Kopf gestoßen. Sie können nicht verstehen, warum sie nicht gehört werden und fühlen sich abgelehnt. Derart entsteht Entfernung und staut sich das Gefühl an, kommt es zu Brüchen in der Beziehung.

Der Erkrankte kann vieles hypersensibel auf sich beziehen oder es gar nicht wahrnehmen. Er äußert das vielleicht entsprechend traurig oder schroff: „Du lehnst mich ab“ oder „Du bist besser dran ohne mich“ sind Reaktionen, die verletzen können. Besonders, wenn man sich stark engagiert, fühlt man sich missverstanden. Es fällt schwer, Distanz aufzubauen und diese Äußerungen im Krankheitskontext zu verstehen und zu werten bzw. das Schweigen zu ertragen. Alltagsäußerungen können zu völlig unangemessenen Reaktionen führen.

Das Zusammenleben kann sich zu einem Gang über ein Minenfeld entwickeln. Ebendarum ist es notwendig, sich professionelle Hilfe zu holen, die Zusammenhänge erklärt und dich als Angehörigen stärkt. Es ist schwer und nur individuell zu entscheiden, was wie gemeint und gewertet wird. Das eine ist die Überbewertung durch Angehörige, das andere Extrem ist, den Erkrankten nicht mehr ernst zu nehmen. Der sinnvolle Umgang wird in der Mitte liegen.

4.3 Keine Geheimnisse voreinander?

Vertrauen ist ein wesentlicher Baustein der Verbindung. In Paarbeziehungen meint man oft alles voneinander zu wissen. Bei einem tiefen bzw. über Jahre hinweg bestehenden Vertrauensverhältnis mag das stimmen. Mit der Erkrankung entsteht ein Bruch, der für Angehörige schmerzhaft ist. Hat der andere sich innerlich abgewandt?

Warum spricht er nicht mit einem? Die durch die Krankheit bedingte Isolation wird als Wegschieben und Ausgrenzen empfunden. Doch das Betteln um Vertrauen findet kein Gehör mehr. Die innere Blockade lässt es nicht zu. Der Erkrankte kann sich bedrängt fühlen und den Partner als lästig empfinden.

Um hier angemessen und für dich emotional fassbar zurückstecken zu können, brauchst du therapeutische Unterstützung. Ein Therapeut kann von außen die Gesprächssituation und das emotionale Verhältnis professionell beobachten. Er kann Ratschläge geben und versuchen, regulierend zu intervenieren.

Jede ernsthafte Erkrankung stellt eine Herausforderung bzw. eine Belastung für Beziehungen dar. Es ist nicht sinnvoll, den Begriff moralisch zu besetzen oder Situationen zu beschönigen. Viele Menschen stehen bereits unter enormem Druck – sie müssen auf die Arbeitsmarktveränderungen reagieren und sind im Alltag auf verschiedenen Ebenen gefordert. Diese ganzen Momente gilt es zu erfassen und zu begreifen. Nur dann lässt sich die Kraft finden, auf alles angemessen zu reagieren und Lösungswege zu finden. Die eigene Stabilität ist dabei von grundlegender Bedeutung. Nur wenn du dir diese erhältst, kannst du anderen eine Stütze sein. Das ist besonders wichtig, wenn es darum geht, die Waage zwischen intimen Gesprächen mit dem Partner und der Kommunikation mit Freunden und Ärzten zu halten.

4.4 Schreien-Weinen-Stille

Menschen verhalten sich während einer Depression unterschiedlich. Das betrifft nicht nur verschiedene Typen, sondern ebenso verschiedene Phasen. Das zurückgezogene Verhalten kann von aktiven oder aggressiven

Phasen abgelöst werden. Nach dem Krankheitsgrad und der individuellen Ausprägung wechselt das Erscheinungsbild bzw. unterscheiden sich die Reaktionen. Männer neigen oft zu aggressivem Verhalten. Sie wehren sich gegen die Diagnose. Besonders problematisch sind manisch-depressiv Erkrankte. Hier wechseln völlige Erschöpfung und Rückzug mit überaktiven Phasen.

Auch Weinkrämpfe und Dauerweinen treten auf. Der Umgang mit diesen Formen ist nicht leicht. Zum einen strahlen die Launen auf dich ab, zum anderen werden für dich als gesunden Menschen bei bestimmten Ausdrucksformen die Regeln verletzt. Es hilft aber meist nicht, dem Erkrankten Regeln aufzuzeigen, da er nicht angemessen reagieren und Hinweise verarbeiten kann. Zum einen musst du dein Gleichgewicht bewahren, um leistungsfähig und gesund zu bleiben und zum anderen gilt es, mit Augenmaß für inneren Ausgleich zu sorgen. Sind Kinder in der Familie oder wird der Partner so aggressiv, dass es zu gewalttätigen Übergriffen kommt, musst du zum Schutz Konsequenzen ziehen.

Deshalb ist Ehrlichkeit gegenüber Arzt und Therapeut wichtig. Es geht nicht darum, jemanden zu verraten, sondern ihm zu helfen. Aggressives Verhalten gegenüber anderen wie auto-aggressives Verhalten, das sich gegen den Erkrankten selbst richtet oder suizidale Tendenzen, müssen unbedingt medizinisch behandelt werden. Ebenso ist mit andauerndem Weinen umzugehen. Es gibt therapeutische und medikamentöse Unterstützung, die entsprechend der individuellen Diagnose angewendet werden können. Was angemessen ist, muss mit dem Arzt besprochen werden. Langfristig helfen Entspannungs- und Meditationsübungen. Für dich solltest du in jedem Fall ein Programm erarbeiten, dass dir verbalen Austausch und physische Entspannung ermöglicht.

4.5 Ich bin für dich da!

Untersuchungen haben immer wieder bestätigt, wie wichtig das Umfeld für den Genesungsprozess ist. Unterstützung spielt bei psychischen Erkrankungen eine immens große Rolle. Ein stabiles Umfeld garantiert Struktur, gibt Sicherheit und Verlässlichkeit. Dem Mythos vom Tapetenwechsel und wohltuenden Reisen sollte man nicht aufsitzen. Veränderungen verschlimmern häufig die Krankheit. Der Arzt berät dazu, was sinnvoll ist und was nicht. In der Regel sind das die gegebenen Routinen und Gewohnheiten. Es ist darum wichtig, dass anfallende Arbeiten nicht vernachlässigt werden und alles seinen gewohnten Gang nimmt.

Müssen Betreuungen organisiert werden, sollte das nicht allein durch dich übernommen werden. Hole dir Hilfe und Unterstützung und zeige deinem Partner, dass alles wie gewohnt läuft. Das wirkt für manche empathielos, doch was wäre die Alternative? Du lässt dich ja auch krankschreiben und riskierst finanzielle Schwierigkeiten – nach mehreren Wochen sogar deine Arbeit. Gleichzeitig übernimmst du für 24 Stunden einen Job, für den du nicht ausgebildet bist. Dazu kommen die psychischen Belastungen, die entstehen, wenn du nonstop die Betreuung übernimmst. Die Belastung ist dann so hoch, dass du selbst gefährdet bist und Gefahr läufst, psychisch oder physisch zu erkranken. Dies wiederum zieht anderes nach sich. Sind Kinder im Haus, werden diese ebenfalls in einen Strudel gezogen: Aus einer Depression erwachsen mehrere fatale Folgen für die Familie. Struktur und Regelmäßigkeit schützen davor und geben gleichzeitig dem Erkrankten Halt. Er weiß dann genau, dass alle für ihn da sind und er sich auf die anderen verlassen kann.

4.6 Äußerungen (richtig) einschätzen und werten

Betreuende stehen in einem Zirkel von unterschiedlichen Belastungssituationen. Sie müssen:

- Sich auf den Erkrankten einstellen und empathisch verhalten,
- sich auf die Umwelt und Reaktionen von Freunden, Nachbarn und Arbeitskollegen einstellen und hier vermitteln und
- in Kommunikation mit Arzt und Therapeuten treten.

Ferner müssen sie mit sich selbst stets ins Reine kommen. Dabei muss auf mehreren Ebenen kommuniziert werden. Die Äußerungen des Erkrankten bedürfen einer entsprechenden Erwiderung. Mit dem Umfeld, von der Familie bis hin zu den Nachbarn, muss angemessen kommuniziert werden. Der Arzt ist auf deine Einschätzung angewiesen und zählt auf deine Unterstützung.

Das erfordert eine permanente Aufmerksamkeit. Ferner musst du dir einen Grad an Professionalität zulegen. Auf die Äußerungen des Erkrankten wurde bereits eingegangen. Dabei ist zu berücksichtigen, dass wir uns alle Anerkennung wünschen. Bei einem an Depression erkrankten Menschen bleibt sie aus. Im Gegenteil, womöglich reagiert dieser sogar schroff, abwehrend oder greift einen an. Du musst trainieren, diese Äußerungen nicht auf dich zu beziehen. Dabei helfen dir Angehörigen-Gruppen oder unterstützende therapeutische Gespräche, wie sie generell pflegenden Angehörigen anzuraten sind. Du lernst dadurch, negative Äußerungen und Vorwürfe zu verarbeiten und nicht auf dich zu beziehen.

Ebenso können Gespräche mit den Nachbarn und dem Umfeld verunsichern, verängstigen und verärgern. Du bist nicht der erste Mensch, der diese Erfahrungen macht. Aufklärung durch Therapeuten und Psychologen hilft, die Lage besser zu verstehen und besser mit ihr umzugehen. Gerade die Stigmatisierung kann einen Menschen belasten. Dabei musst du dir stets vor Augen halten, dass diese Erkrankung nichts mit Willensschwäche oder Verrücktheit zu tun hat und dass sie jeden treffen kann.

Manche beunruhigt das Gespräch mit dem Arzt. Können sie sich gut genug ausdrücken? Haben sie sich vielleicht geirrt oder einen Fehler gemacht, fragen sich viele gerade beim Erstkontakt. Ein Mediziner kennt diese Vorbehalte von Angehörigen und wird daher das Patienten- und Angehörigengespräch sensibel führen. Zudem gilt die ärztliche Schweigepflicht. Es darf nichts an Arbeitgeber und Fremde weitergegeben werden.

4.7 Das Umfeld

Die Kommunikation mit dem Umfeld hängt von verschiedenen Faktoren ab. Das Milieu spielt eine große Rolle. Ist die Nachbarschaft sozial intakt und seid Ihr gut integriert, ist es meist leichter, Gerüchten entgegenzutreten und ehrliche Unterstützung zu erhalten. Je intensiver die Kontakte sind und je stärker die Familie als Gruppe auftritt, umso leichter werden Herausforderungen von außen akzeptiert. Die Kommunikation sollte dennoch dezent erfolgen und angebrachte Distanz gewahrt bleiben.

Nicht jeder lebt umgeben von einer Schar von Freunden. Unsere moderne Lebensweise bringt es mit sich, dass engere Kontakte in der Regel reduzierter sind. Wer zurückgezogen und vereinsamt wohnt, kann leicht zum Opfer von Klatsch und Tratsch werden. In dem Fall ist es schwer, sich gegen Nachbarn und Umfeld abzugrenzen und zu wehren. Tauchen Probleme dieser Art auf, sollte frühzeitig mit dem sozialpsychologischen Dienst gesprochen werden.

Gerade wenn Erkrankte sich auffällig verhalten, ist es sinnvoll, deeskalierend und ausgleichend zu intervenieren. Wenn du dich stark genug fühlst, solltest du direkt gegen Behauptungen angehen. Vor allem ist es aber wichtig, dass sie nicht dein Leben bestimmen oder das des Erkrankten direkt beeinflussen.

Es ist wichtig, dass du nichts übersiehst, was im Laufe der Zeit zum Problem werden kann. Priorität hat aber dein Leben und das der Angehörigen. Ihr habt genug Herausforderungen zu stemmen und braucht keine weiteren. Es ist immer positiv, sich Verbündete zu suchen. Doch auch hier solltest du Vertrauensseligkeiten meiden. Besonders medizinische Hinweise sind kein Treppenhausthema. Du überschreitest damit eine Linie und begehst einen Vertrauensbruch, der sich rächen kann.

4.8 Gespräche mit Ärzten und Therapeuten

Warum du auf das Gespräch mit einem Arzt dringen sollst, wurde bereits mehrfach besprochen. Ein suizidaler Ausgang ist bei Depressionen möglich. Das Eingreifen eines Arztes und das Aufstellen eines Behandlungsplanes können Leben retten. Dennoch gibt es bei vielen Menschen Vorbehalte. Sie fürchten, ihren Angehörigen auszuliefern, wollen ihn vor Antidepressiva schützen und bewegen sich auf dünnem Eis. Als Laie bleiben ihnen die psychologischen und neurophysiologischen Hintergründe verborgen. Niemand käme auf die Idee, einen Oberschenkelhalsbruch selbst zu beheben, aber viele denken, bei psychischen Krankheiten Bescheid zu wissen. Entweder solle sich der Erkrankte nicht so haben oder einfach mal richtig ausschlafen. Experimente mit Psychopharmaka toppen die als Sorge getarnte Anmaßung.

Gerade hier kann ein Gespräch mit dem Arzt sinnvoll sein. Mittlerweile gibt es die Möglichkeit, sich telefonisch Erste Hilfe zu holen. Eine Konsultation beim Arzt ist generell anzuraten, wenn man eine Depression vermutet. Dazu kann zunächst der Hausarzt informiert werden. Ist man aufgeregt, sollte man sich einen kleinen Gesprächsleitfaden zusammenstellen. Hier kann man als Angehöriger seine Beweggründe und Verdachtsmomente ehrlich notieren. Der Arzt wird unter anderem nach Medikamenten-, Alkohol- und Drogenmissbrauch fragen. Hier sei aber an die ärztliche Schweigepflicht erinnert. Werden Substanzen konsumiert, sollte dies angegeben werden. Der Arzt darf und wird nicht die Polizei einschalten, sodass keine strafrechtliche Verfolgung zu befürchten ist.

Warum sollten Medikamenten-, Alkohol- und Drogenkonsum angegeben werden? Zum einen haben sie Einfluss auf Diagnose, Konstitution und Krankheitsbild, zum anderen können sie in Wechselwirkung mit Medikamenten treten und so unerwünschte Nebenwirkungen erzeugen. Insgesamt müssen sie im Behandlungsplan Berücksichtigung finden.

Treten Herausforderungen bei der Betreuung auf, sollte das besprochen werden. Für den Arzt und Therapeuten sind Stimmungswechsel, auftretende Aggressionen oder andere Auffälligkeiten wichtige Symptome. Das Gespräch mit dem Arzt sollte daher ehrlich und vertrauensvoll erfolgen und vor allem verständlich sein. Verstehst du etwas nicht, frage nach. Um dir die Zusammenhänge zu erklären, ist der Spezialist da.

4.9 Kommunikationstraining für Angehörige

Trau dich, deine Probleme zu benennen, und lass dich beraten, wenn du unsicher bist. Nimm die Krankheit unter allen Umständen ernst. Wichtige Gespräche solltest du nicht zwischen Tür und Angel führen, sondern dir ganz bewusst Zeit nehmen. Achte dabei mehr als sonst auf dein Kommunikationsverhalten:

Bist du nahe an deinem Partner oder distanzierst du dich eher und gehst auf Abstand? Hörst du zu, was der andere sagt, oder redest immer nur du? Oft bemerken wir erst im Nachhinein, dass wir in einen Monolog gerutscht sind. Vielmehr war aber der Dialog gewollt.

Derartige Nuancen musst du erfassen. Es ist ein Unterschied, ob du dich selbst darstellst und Hilfe anbietest oder ob du zuhörst, dich zurücknimmst und dann Hilfe anbietest. Insbesondere solltest du dich jeder Wertung oder Abwiegelung enthalten. Das Tableau ist verführerisch, selbst wenn man stark ist. Doch im Gespräch mit einem depressiv erkrankten Angehörigen sollte man sich zurückhalten. Oft dreht sich das Gespräch im Kreis. Es entstehen Kommunikationsspiralen, aus denen sich der Erkrankte nicht befreien kann. Hier hilft es, den Überblick zu behalten und die eigenen Limiten und Pflichten nicht zu vergessen.

Einige Übungen können helfen, mit den erkrankten Angehörigen besser zu kommunizieren: Das verstehende Hören solltest du trainieren. Wiederhole dabei nicht wertend, was der andere gesagt hat („Du meinst also, dass …“ oder „Habe ich dich richtig verstanden, du …?“). Damit signalisierst du deinem Gegenüber Interesse, zollst ihm Achtung und vergewisserst dich tatsächlich, ob du alles verstanden hast. Du gibst damit dem Gespräch Struktur, ohne den anderen zu dominieren. Bzw., gibst du ihm die Chance, aus der Passivität herauszukommen.

4.10 Depression und Beziehung

Eine Depression wirkt sich auf alle Lebensbereiche, inklusive der verschiedenen Beziehungen, aus. Nach Art und Grad der Erkrankung können manche Bereiche nahezu unberührt oder nur indirekt betroffen werden, andere hingegen stark oder zumindest stärker. Besonders betroffen ist das Verhältnis zu nahen Angehörigen. Eine Depression kann in eine Beziehungskri-se führen oder bestehende Probleme intensivieren. Hier solltest du besonders achtsam sein. Es ist nun aber weder die Zeit, um Entscheidungen zu treffen, noch Beziehungsprobleme zu diskutieren oder bestehende Dominanzverhältnisse nach dem Motto „Jetzt bin ich mal dran" umzukehren. Wichtig ist Souveränität als Selbstbeherrschung im Umgang mit dem Erkrankten bzw. ein Austausch in einer Angehörigengruppe oder zumindest mit Arzt und Therapeuten.

In Depressionsmomenten sollte so viel Normalität wie möglich erhalten bleiben, damit der Erkrankte sich orientieren kann. Gespräche sollten in Ruhe geführt werden und vom Zuhören bestimmt sein. Jede Form der Dominanz ist zu vermeiden. Experimentelle Eigentherapien sollten unterbleiben.

5 Punkte zur Kommunikation

1. Die Krankheit verändert das Kommunikationsverhalten.
2. Ruhe, Ausgeglichenheit und Souveränität sind wichtig.
3. Du solltest versuchen, Abstand zu gewinnen und besonders negative und abwehrende Äußerungen nicht auf dich zu beziehen. Versuche, Gespräche nicht zu dominieren.
4. Es ist nicht die Zeit für Entscheidungen oder Gespräche, um Beziehungskrisen zu überwinden.
5. Kläre Fragen und Auffälligkeiten mit Arzt und Therapeuten ab. Das ist wichtig für den Erkrankten und für dich.

5. Unterstützung – aktiv und passiv

Psychische Erkrankungen stellen eine Herausforderung dar. Bei Erkältung, nach Operationen oder einem Bruch wissen die meisten, was in der Pflege zu tun ist, bei psychischen Krankheiten wird man aber unsicher. Eine gute Aufklärung gibt es mittlerweile zu Demenz, doch über Depressionen kursieren viele Mythen, die von harmlos bis gefährlich reichen. Ausschlaggebend ist immer die individuelle Lage. Die Arztdiagnose hilft, einen Behandlungsplan aufzustellen und diesen umzusetzen. Bei Angehörigengruppen kannst du dir Rat, Hilfe und psychische Unterstützung holen. Krankenkassen, Hausarzt und sozialpsychologischer Dienst klären auf.

Wichtig ist, sich über die Krankheit zu informieren, die Scheu zu verlieren und offen für Hilfe zu sein. Dabei geht es nicht um eine Dramatisierung, sondern um einen realistischen Umgang mit der Lage. Derart lassen sich Konzepte für eine Unterstützung entwickeln, die du brauchst, wenn du langfristig helfen willst.

5.1 Verlässlichkeit: Ich bleibe!

Es wurde bereits mehrfach erwähnt, wie wichtig Verlässlichkeit für Erkrankte ist. Verlässlichkeit gibt dem Erkrankten bewusst und unbewusst Schutz und Sicherheit. Dabei muss darauf geachtet werden, dass der Erkrankte sich nicht überwacht fühlt. Gleichzeitig musst du an dich und deine Freiräume zum Relaxen denken. Planung hilft, sich auf den Gesundungsmarathon bei Depressionen einzustellen.

Tritt die Krankheit auf, durchlaufen alle Angehörigen zunächst ein Wechselbad von Gefühlen, das von Mitleid, Abwehr und Abneigung bis hin zu Wut reicht. Ein Arztbesuch verschafft Gewissheit und gibt Sicherheit: Jetzt wissen alle, woran sie sind, können sich mit der Lage arrangieren und einen Ausweg Richtung Gesundheit und Stabilität finden.

Der Behandlungsplan wird besprochen und erste Schritte werden eingeleitet. Damit werden Emotionen kanalisiert und du als Angehöriger bekommst mehr Sicherheit und Stabilität. Deine innere Haltung ist für dich und andere Familienmitglieder wichtig. Ebenfalls strahlt sie auf den Erkrankten aus.

Zusätzlich zum Behandlungsplan solltest du einen Plan für dich selbst aufstellen. Deine Energiequellen hast du bereits erfasst. Hier geht es um Praktisches: Trage ein,

- wann du arbeiten gehst,
- wann Zusatzbetreuung notwendig ist,
- wann du Zeit mit den Kindern verbringst,
- wie Einkäufe organisiert werden und
- wann du Zeit für dich hast (dazu zählen auch außerhäusliche Aktivitäten).

liere nicht die Finanzen aus den Augen, vor allem, wenn ein Gehalt nur noch eingeschränkt zur Verfügung steht oder ganz wegfällt. Handle weitsichtig! Das zählt mit zur Sicherheit. Studien belegen immer wieder, wie belastend sich finanzielle Probleme auf die ganze Familie auswirken können.

Mit dieser Einstellung zum Planen schaffst du ein Prioritätenbewusstsein. Du weißt genau, was zu tun ist, und fühlst dich nicht mehr hilflos und ohnmächtig. Die Akzeptanz der Lage, das Verständnis für die Zusammenhänge und das Offenlegen der Optionen helfen dir, Entscheidungsfreiheit zu erlangen und auf lange Sicht für den Erkrankten dazu sein, ohne Schaden zu nehmen und auszufallen.

5.2 Professionelle Therapie ist wichtig

Gerade bei Depressionen kann nicht oft genug betont werden, wie wichtig ärztliche Hilfe ist. Eine Therapie kann lebensrettend wirken! Bedenke vor allem, welche Verantwortung du übernimmst, wenn du meinst, du könntest Depressionen ohne ärztlichen Beistand bewältigen. Hier sind die Kenntnisse und Erfahrungen eines Spezialisten gefordert, der psychologisch und neurologisch arbeitet.

Die Kombination aus medikamentöser Behandlung und Therapie hat sich als wirkungsvoll und hilfreich erwiesen. Damit bestehen gute Chancen, dass früh erkannte Depressionen geheilt und Rückfällen vorgebeugt werden können. Bei chronischen Tendenzen hat nicht die Medizin versagt, sondern das Zusammenspiel verschiedener Faktoren dazu geführt, dass die Krankheit sich etabliert. Eben dann ist es wichtig, dem ärztlichen Rat zu folgen, Therapieplan und Medikation einzuhalten.

Wende dich bei Fragen oder Unklarheiten an den Arzt. Äußere mögliche Zweifel und lass dich beraten. Wenn du als enger Angehöriger hinter der Behandlung stehst, begünstigt das Fortschritte. Lass dir vor allem helfen. Es ist wichtig, dass es dir gut geht. Gib also an, wenn du dich überfordert fühlst oder Gesprächsbedarf besteht.

Achte insbesondere darauf, zunächst tatsächlich einen Mediziner zu kontaktieren. Es gibt viele selbsternannte Heilberufler und Coachs. Diese haben teilweise keine medizinische Ausbildung absolviert und können keine sachlich fundierten Diagnosen stellen.

5.3 Ermutigung und positives Denken

Die Stimmung im Umfeld hat einen großen Einfluss auf den Heilungsprozess. Lassen sich Angehörige gehen, wirkt sich das insgesamt systemisch negativ aus. Behalten Angehörige den Kopf oben und entwickeln aus der Situation heraus neue Perspektiven, strahlt das auf den Erkrankten aus, hat eine positive Wirkung auf das weitere Umfeld (wie Freunde und Nachbarn) und signalisiert Ärzten und Therapeuten Bereitschaft zum Handeln.

Der Erkrankte befindet sich unwillentlich in einer psychischen Abwärtsspirale. Ziel ist es, diese zu stoppen und eine Besserung einzuleiten. Dabei sollten dessen positive Ansätze gestützt werden. Die Begleitung zur Therapie, die positive Wertung von Übungserfolgen und die Unterstützung bei der Medikation helfen ihm. Lass dich nicht entmutigen, selbst wenn das Feedback ein stagnierendes, dunkel gefärbtes oder abwehrendes ist und begegne dem Erkrankten respekt- und verständnisvoll.

Rege behutsam zum Gespräch und zu Aktivitäten an oder aber signalisiere Bereitschaft und Nähe. Damit schaffst du eine warme und freundliche Atmosphäre. Um dich selbst zu stabilisieren, kannst du dir abends deine Erfolge notieren. Das hilft dir, den Überblick zu behalten und immer wieder neu anzusetzen. Zudem erkennst du rechtzeitig, wann du eine Pause benötigst. Führe dir stets vor Augen, was bereits verwirklicht wurde. Setze dir Ziele, die du unbedingt weiter verfolgst, denn damit erhältst du dir deine positive Einstellung.

Haltet, vor allen Dingen aber, euer Zuhause weiterhin sauber und ordentlich. Eine vernachlässigte Wohnung, in der sich Müll, Geschirr und schmutzige Wäsche stapeln, wirkt nunmal deprimierend. Freundliche und helle Räume mit frischem Blumenschmuck wirken positiv und ermutigend. Begreife dein Zuhause nicht als zusätzliche Last, sondern als Raum, in dem Ihr lebt. Gibt es einen Garten, dann öffne die Fenster und lass den Sonnenschein herein. Diese Gesten haben oft mehr Einfluss als du denkst. Doch gehe immer behutsam vor. Aktivismus, Hektik und Druck können gegenteilig wirken und zur Verschlimmerung führen.

5.4 Routinen helfen

Routinen bieten Struktur. Sie wirken wie ein Gerüst, an dem man sich orientieren kann. Für Erkrankte, die das Gefühl haben, den Halt zu verlieren, sind Routinen Stützpfeiler. Sie können sich auf das Wiederkehrende verlassen. Ferner haben Routinen zeit- und kraftsparende Wirkung. Du musst nicht mehr großartig nachdenken und planen. Dadurch sparst du Energie und kannst sie auf die vielen anderen Dinge verteilen, die zusätzlich auf dich zukommen.

Weiters mindern Routinen Stress. Sie sind das, was unbedingt getan werden muss, aber nicht mehr als neue Pflicht erlebt wird. Wer strukturiert und konzentriert in seinen Routinen ist, kann sich ebenso Neuem strukturiert und konzentriert zuwenden.

Das ist wichtig, wenn du zum Beispiel Arztgespräche effizient nutzen willst. Fokussiere dich auf Routinen und gib den neuen Aufgaben klare Struktur. Das Prinzip hilft dir, dein Leben nicht als zufallsbestimmt zu erfahren, sondern die Zügel in der Hand zu behalten. Eben in Ausnahmesituationen kannst du dich dann auf deine Arbeits- und Herangehensweise verlassen. Das gibt dir Handlungsfreiheit bzw. die Möglichkeit selbst zu entscheiden. Gerade wenn man einen Angehörigen pflegt, mit einem Erkrankten eng zusammenlebt oder sich für einen erkrankten Freund engagiert, sind Routinen und Tagesstruktur wesentliche Alltagshilfen.

Unordnung im Raum und in der Tagesplanung wird dich demoralisieren und herunterziehen. Lass das nicht zu! Du bestärkst damit die Abwärtstendenz in der Familie und die Gefahr, dass dich ebenfalls eine Depression ereilt, wird größer. Sicherheit und Stabilität werden durch Routinen und einen ruhig geführten und gut organisierten Haushalt am besten vorgelebt. Mach dich auf einen Marathon gefasst und plane nicht für einen kurzen Sprint. Enttäuschung und Ungeduld gewinnen ansonsten rasch die Oberhand. Sei geduldig mit dem Erkrankten, mit der Lage und mit dir.

5.5 Vom Wert der Sonne

Bestimmt hast du schon von Winterdepressionen und Stimmungsschwankungen in der dunklen Jahreszeit gehört oder sie sogar selbst mal erlebt. Sie können mit einem Vitamin-D-Man-gel zusammenhängen. Der fettlösliche Vitaminkomplex kann sich nur bei Sonnenlicht bilden. Fehlt dieses in ausreichendem Maße, sinkt der Vitamin-D-Spiegel. Depressionen werden zwar nicht nur durch mangelndes Sonnenlicht ausgelöst, dennoch spielen

Umwelt, Licht und Wetter eine Rolle, die nicht zu unterschätzen ist.

Regelmäßige Spaziergänge sind bei Depressionserkrankungen wichtig. Hast du einen Garten, dann öffne Türen und Fenster und lass das Tageslicht ins Haus. Seid möglichst viel im Freien – Natur und Tageslicht helfen dem Erkrankten. Sie wirken über die Haut, üben Reize auf Gesicht, Hände und alle unbedeckten Flächen aus. Sonnenbäder in der warmen Jahreszeit sind ideal, wenn eine Therapie unterstützt werden soll.

Kläre vorab mit dem Arzt, ob Medikamente zu höherer Lichtsensibilität führen. Bei Johanniskraut ist das zum Beispiel der Fall. Dann nämlich darf man nicht direkter Sonneneinstrahlung ausgesetzt werden und wenn, dann nur befristet. Ansonsten spricht nichts gegen Aufenthalte im Freien.

Ist kein Garten vorhanden, nutze Parkanlagen für ausgedehnte Spaziergänge. Das hat gleich mehrere Vorteile: Der Erkrankte profitiert vom Licht und Leben wie von der frischen Luft und Natur. Er muss zudem ein wenig auf sich achten, sich anziehen und bewegen. Dadurch wird der Kreislauf angeregt, was wiederum die Psyche positiv beeinflusst.

Achte zudem auf die optimale Zimmerbeleuchtung. Lichtdurchflutete Räume wirken positiv, dunkle Kammern dagegen herabziehend. Wähle helle Farben für Wände und Vorhänge. Freundlichkeit wirkt immer positiv und anregend. Sie holt den Erkrankten ins Leben zurück, bietet den Familienmitgliedern einen harmonischen Raum und schafft dir ebenso einen Ausgleich.

5.6 Essen gegen Depression? Was Ernährung alles kann

Wegessen lässt sich eine Depression nicht. Dennoch beeinflusst die Ernährung unsere psychische Konstitution wie den Depressionsverlauf. Zunächst ist es wichtig, dass überhaupt auf die Ernährung geachtet wird. Sorgfältig vorbereitete Mahlzeiten, die gemeinsam am Tisch in ruhiger Atmosphäre eingenommen werden, unterscheiden sich nun mal von Tiefkühlpizza oder unterwegs rasch mitgenommenem Fast Food. Ebenfalls ist für dich als Angehöriger eine gesunde Ernährung von grundlegender Bedeutung.

Anknüpfend an Routinen und Tagesstruktur solltest du die Mahlzeiten planen. Frühstück, Mittagessen, Kaffeetrinken und Abendbrot unterteilen den Tag, bieten Möglichkeiten zum Zusammensein und schaffen Orientierungspunkte. Sie sind Anreiz, um aufzustehen und stärken das Gemeinschaftsgefühl. Arbeitsbedingt wird das Mittagessen meist nicht gemeinsam eingenommen. Umso schöner und festlicher lässt sich das Mahl am Wochenende gestalten.

Ein sauberer und angenehm gedeckter Tisch ist wie ein geordneter Wohnraum die Anregung zu freundlicher und ausgeglichener Stimmung. Orientiere dich an leichter Kost und bereite sie sorgfältig und achtsam zu: Frisches Obst enthält nicht nur Vitamine, sondern sieht wunderbar aus. Nicht wenige Familien sind Obstmuffel, doch als Obstsalat oder Fingerfood werden Äpfel, Birnen, Erdbeeren und Co. gern gegessen. Frisches Gemüse kannst du ebenso anbieten und arrangieren, denn das Auge isst in der Tat mit. Nüsse sind eine hervorragende Nervennahrung und Kraftspender. Doch auch Kakao und echte

Schokolade mit einem hohen Kakaoanteil gelten als natürliche Antidepressiva.

Iss dich glücklich, ist nicht nur ein Slogan, sondern machbar. Die Welt der Gewürze dient dem Geschmack und öffnet Kopf und Herz. Nicht umsonst haben sich Zimt-, Kardamom- und andere Pfefferkuchen-/Lebkuchenzutaten in der Weihnachtszeit etabliert. Sie wirken auf das Nervensystem und sorgen für positive Stimmung. Nutze die Kraft von Kräutern und Blüten als Zugaben zum Essen. Sorge dafür, dass Wasser und Tee ganztags bereitstehen. Orientiere dich ein wenig an Vorlieben und Geschmack des Erkrankten – vorausgesetzt sie sind nicht zu ungesund. Das eigene Lieblingsessen kann begeistern und positive Anreize geben.

5.7 Hände weg vom Alkohol

Unbedingt vermieden werden sollte Alkohol. Der Griff zur Flasche, das eine Glas und das Gespräch beim Wein mögen zwar verführerisch entspannt klingen, sind aber absolut gefährlich. Alkohol bewirkt keine Lösung und Entspannung, sondern kann in Wechselwirkung mit Medikamenten zu unerwünschten Nebenwirkungen führen. Diese reichen von Müdigkeit, Vergiftungserscheinungen bis hin zum Organversagen. Ebenfalls kann sich der enthemmende Effekt bei einem an Depression erkrankten Menschen negativ auswirken.

Du solltest dich zurückhalten und gegebenenfalls deinen Alkoholkonsum begrenzen. Liegen bereits Suchterfahrungen vor, sollte im Haus völlig auf Alkohol verzichtet werden. Depression und Alkoholismus sind nicht selten gekoppelt. Bei Alkoholikern besteht ein ungefähr 60-fach erhöhtes Risiko für Suizidhandlungen. Alkoholismus ist mehr bei Männern zu finden.

Alkohol wird oft als Selbstmedikation angewandt. Man kann scheinbar schneller abschalten, fühlt sich gelöst und schläft dann leichter. Die Dosis wird erhöht, wenn der Effekt nicht eintritt und rasch in den Alltag integriert. Das sollte dem Arzt nicht verschwiegen werden. Einerseits ist Alkoholsucht schambesetzt, andererseits gilt sie als Bagatelle. Häufig wird nicht bemerkt, dass sie sich schleichend etabliert hat. Antworte daher immer ehrlich auf Fragen nach dem Alkoholkonsum und schäme dich nicht, darüber zu sprechen. Ein Verschweigen kann gefährlich sein. Hilfe hierzu ist während einer Depression möglich.

Ob völlig auf Alkohol verzichtet wird oder nur eine schrittweise Ausleitung und Anpassung stattfindet, sollte der behandelnde Arzt im individuellen Fall abklären. Eine Sensibilität gegenüber Alkohol zu entwickeln, ist hinsichtlich der weiteren Entwicklung definitiv gut.

5.8 Schlafen hilft

Ein ausgewogener Tag-Nacht-Rhythmus mit körperlicher Betätigung wirkt sich meist stabilisierend aus. Vermeide spät abends Aktivitäten, die Unruhe ins Haus bringen. Versuche, den Tagesablauf so natürlich wie möglich zu gestalten. Mindestens 6–8 Stunden Schlaf solltest du nachts immer haben. Lass Fernseher und Laptop möglichst aus und nimm das Handy nicht mit ins Bett. Das Schlafzimmer wird oft zum Abstellraum. Ist das bei dir auch der Fall: Nimm dir Zeit, räume auf und sortiere aus. Warum du das gerade jetzt tun solltest?

Eine entspannte Atmosphäre, in der du dich wohlfühlst, ist für den Schlafraum wichtig. Er sollte möglichst gut zu lüften und angenehm zu temperieren sein. Nimm dir Zeit, dein Bett zu prüfen: Stimmt die Matratze, sind

Kopfkissen und Oberbett sauber und in Ordnung? Achte auch beim Erkrankten auf einen angenehmen Raum zum Schlafen.

Im Schlaf erholt sich der Körper. Liegst du richtig, kannst du entspannen und neue Kraft sammeln. Ist der Schlaf gestört, kann die Erholung nicht optimal erfolgen. Wer ausgeschlafen ist, verfügt über ein stärkeres Immunsystem und ist psychisch stabiler. Es bringt nichts, wenn du deine Bedürfnisse vernachlässigst und gleichzeitig versuchst, Top-Leistungen in Haushalt, Beruf und Betreuung zu bringen. Das wirst du bei einem Marathon, wie ihn Depressionen mit sich bringen, nicht schaffen. Du musst daher deine Bedürfnisse im Auge behalten. Dazu gehören ein ruhig gestaltetes und ordentliches Schlafzimmer mit einem vernünftigen Bett.

Plane deinen Tagesablauf nach Möglichkeit so, dass um 18.00 Uhr das Abendbrot eingenommen wird. Danach sollte der Magen nicht mehr gefüllt werden. Etwa 2 Stunden vor dem Schlafen sollten technische Geräte wie Fernseher, Laptop und Handy abgestellt werden. Denke ans Lüften. Das erleichtert das Einschlafen und gibt dir die Ruhe, die du brauchst und von der der erkrankte Angehörige ebenfalls profitiert.

5.9 Bewegung ist ein starker Motor

Beim Sport trainierst du nicht nur deine Kondition, sondern du tust auch etwas für die seelische Balance. Durch Bewegung erhöht sich der Glückshormone-Anteil. Du fühlst dich lebendiger und leistungsfähiger. Überlege dir, wie du Bewegung in deinen Alltag integrieren kannst. Das ist keine zusätzliche Belastung. Manchmal reicht es schon, Kleinigkeiten zu ändern. Das beginnt damit, dass du die Treppe anstatt des Fahrstuhls benutzt, um ins Büro zu kommen. Viele Arbeitgeber bieten Fitnessangebote an, die man in den Pausen nutzen kann. Nimm die Möglichkeiten wahr, um deine große Pause an der frischen Luft zu verbringen oder einen Spaziergang zu machen. Das erfrischt dich und gibt dir neue Kraft.

Gehst du bereits regelmäßig zum Sport, gibt es keinen Grund, diese Gewohnheit aufzugeben. Ist es in bestimmten Phasen notwendig, dass jemand zu Hause anwesend ist, dann organisiere für deine Sportzeit jemanden.

Bewegung unterstützt während einer Depression. Besprich die Möglichkeiten mit dem Arzt. Ein regelmäßiger Spaziergang ist täglich anzuraten. Ebenfalls ratsam sind kombinierte Anwendungen wie Tai-Chi oder Qigong. Sie unterstützen die Entspannung, helfen bei der Harmonisierung und können über Konzentration und Koordinierung dazu beitragen, dass Ängste gelindert werden und die Heilung von Depressionen unterstützt wird. Eine Möglichkeit ist, sich als Angehöriger für eine der Bewegungskünste zu begeistern.

Die Haltungsstärkung und das körperliche Wohlbefinden beeinflussen die Psyche positiv. Die Fokussierung der Gedanken auf Negatives wird unterbrochen. Die gelehrten Techniken können dem Erkrankten schrittweise helfen, die Abwärtsspirale zu stoppen. Für dich erweisen sich diese Varianten gesunder Bewegung als stabilisierend und ausgleichend. Allerdings muss betont werden, dass Tai-Chi, Qigong oder Yoga eine medizinische Behandlung nicht ersetzen.

5.10 Alltag bewusst gestalten und neu ins Leben finden

Um Angehörige langfristig zu unterstützen, hilft es, den Alltag bewusst zu strukturieren und möglichst optimal zu gestalten. Es geht darum, Prioritäten herauszuarbeiten, Termine zu erfassen und Entspannungszeiten einzuplanen. Gleichzeitig sollte die Wohnsituation stabilisiert werden. Das klingt nach viel Aufwand, doch nimm dir die Zeit zum Nachdenken und Planen. Es lohnt sich, weil du dir klar vor Augen führen kannst, was getan werden kann und muss.

Damit kann Unsicherheiten begegnet werden und du verlierst das Gefühl, als wäre alles zu viel. Gleichzeitig hindert dich ehrliches Planen davor, dir zu viel zuzumuten. Besonders wichtig ist das Planen für die Familie. Fällt einer der Eltern wegen Krankheit aus, hat der andere doppelt so viel zu tun. Hier müssen klare Regeln erstellt und Prioritäten gesetzt werden. Die Aufgaben müssen überschaubar bleiben.

Gestalte am besten Übersichten. Das hat verschiedene Vorteile: Zum einen bekommst du einen Überblick über das, was da ist (inklusive vorhandener Ressourcen). Das baut dich auf und gibt dir Kraft. Zum anderen kannst du erkennen, was optimiert werden muss. Diese Aufgaben teilst du dir nach Priorität ein: Was ist am wichtigsten? Was muss als Erstes erledigt werden? Ziel aller wiederkehrenden Aufgaben ist das Erreichen von Routinen. Dazu müssen Wege zügig und effizient berechnet werden. Gerade wenn Arzttermine und Therapiesitzungen zusätzlich aufgenommen oder spontan ergänzt werden müssen, brauchst du eine Übersicht.

Überprüfe dein Handy. Es gibt zahlreiche Apps zu Haushaltsplanung und Zeitmanagement. Diese kannst du individuell ergänzen. Denke dabei an deine Sport- und Entspannungszeiten sowie Treffen mit Angehörigen oder Supervisionstermine zu deiner Entlastung.

Routinen und Ausgleich im Überblick

Unterstützung durch Angehörige erfolgt aktiv und passiv. Aktiv wirst du in Therapie und Arzttermine einbezogen. Du kümmerst dich um das Einhalten von Terminen und achtest nach Möglichkeit auf die Medikation. In Gesprächen signalisierst du Verständnis. Gleichzeitig sorgst du für das häusliche Umfeld, organisierst Haushalt und Betreuung, vor allem, wenn es sich um einen nahen Angehörigen handelt. Passiv unterstützt du, indem du Stabilität gibst und für Ausgeglichenheit und Gesundheit bei dir selbst sorgst.

Um länger gesund zu bleiben und einen Angehörigen zu begleiten, haben Routinen große Be-deutung. Sie bilden Orientierungspunkte für den Erkrankten und bieten dir die Möglichkeit, effizient deinem Aufgabenbereich nachzukommen. Bei Planung und Organisation von Haushalt und Zeit darfst du dich und deine Entspannungsphasen nicht vernachlässigen.

6. Achtsamkeit als Rezept

Achtsamkeit wird oft beschworen. Für viele bedeutet das gerade im Krankheitsfall eines Angehörigen, nach außen zu schauen und festzustellen, was der andere benötigt. Doch es geht um Balance! Achtsamkeit bedeutet vor allem, dass du stabil und gesund bleibst, deine Bedürfnisse kennst und für dich sorgst. Dabei geht es nicht um Egoismus, sondern um Schutz. Wenn du deine Familie systemisch betrachtest, erkennst du die Verschiebungen und siehst die vielen Aufgaben, die zu bewältigen sind. Einen Großteil davon wirst du übernehmen. Dazu ist es wichtig, dass du gesund und ausgeglichen bleibst. So hilfst du mit und kannst deinen Aufgaben gerecht werden.

Wenn du dich übernimmst, ständig schlecht gelaunt und gereizt bist bzw. überlastet zusammenbrichst, ist niemandem geholfen. Der Erkrankte profitiert von deiner Weitsicht, deinem Planungsgeschick und deiner Fähigkeit, Kraft einzuteilen. Du kannst dich dabei an Bergsteigertouren orientieren: Ihr könnt es gemeinsam schaffen, doch sichern kannst du jemanden nur, wenn du selbst sicher bist.

6.1 „Do It Yourself“ passt nicht immer

Eigenverantwortung ist wichtig, vor allem im gesundheitlichen Bereich. Mediziner appellieren regelmäßig an Selbstverantwortung. Eine gesunde Lebensweise, ein Achten auf den eigenen Körper ist etwas ganz Natürliches. Parallel dazu wird die Bedeutung von Vorsorgeuntersuchungen betont. Zunächst geht es um die physische Gesundheit. Hierzu die Herausforderungen:

- Ausreichend Schlaf ist nicht immer möglich,
- gesunde Ernährung wird oft vernachlässigt und
- Bewegung kommt oft zu kurz.

Die Ursachen sind individuell verschieden. Einige haben ihr Gesundheitsmanagement besser unter Kontrolle als andere. Insgesamt ist das Bewusstsein für den Wert der physischen Gesundheit gestiegen. Doch viele neigen zu Einwänden: Keine Zeit, zu teuer, … Irgendwann aber ist es zu spät. Hat man Glück, sind es „nur“ paar Pfunde zu viel. Funktioniert das eigene Frühwarnsystem, schafft man es noch rechtzeitig, seine Ernährung umzustellen und Bewegung in den Alltag zu integrieren. Bereits hier scheitern viele und brauchen die Unterstützung des Hausarztes oder eines Personal Trainers. Achtung Vorsicht! Viele selbst ernannte Coachs haben keine medizinischen Fachkenntnisse. Besonders wenn es um Medikamente und Pulver geht, sollte man genau hinschauen und sich ärztlichen Rat holen.

Doch was ist mit den psychischen Erkrankungen? Hier fällt es noch schwerer, die Reißleine zu ziehen. Meist bemerkt man die Krankheit erst dann, wenn sie schon längst ausgebrochen ist. Vorzeichen werden allzu oft ignoriert. Auf die eigene psychische Gesundheit zu achten, fällt nicht gerade leicht. Zu schnell wird man abgestempelt, gilt als Drückeberger, Faulpelz oder überempfindlich. Viele glauben nicht an die Existenz psychischer Krankheiten, weil sie sie nicht sehen und anfassen können. Bei Auffälligkeiten kippt das Urteil schnell – der Erkrankte gilt als verrückt oder sogar gefährlich. Harmonie und Balance sind wichtig.

Zunehmend geraten Menschen unter Einfluss von Doktor Google und populistischen Theorien. Vor der Pharmaindustrie wird gewarnt, gleichzeitig werden Mittelchen zu hohen Preisen angeboten. Eine breite Szene hat den „Psychomarkt“ für sich entdeckt. Wer leidet oder einen Angehörigen leiden sieht, möchte helfen und das Richtige tun. Bei Depressionen benötigst du indes aber ärztliche Hilfe. Was du tun kannst, wurde bereits dargelegt. Ebenso wie du dich schützt und stabilisierst. Zu warnen ist vor selbst ernannten, unqualifizierten Heilern. Ebenso vor Selbstversuchen.

6.2 Warum es ohne Arzt nicht geht

Bei ruhiger Überlegung erkennst du, warum ärztlicher Rat bei Verdacht auf Depression sinnvoll und notwendig ist. Das betrifft sowohl den Erkrankten als auch dich selbst als unterstützenden Angehörigen. Es gilt zunächst abzuklären, ob eine Depression besteht oder nicht. Der Arzt prüft dazu verschiedene Faktoren und kann dann eine Diagnose stellen. Besonders im Zusammenhang mit Suchterkrankungen, die von Alkoholproblemen bis hin zu Herausforderungen mit digitalen Geräten gehen können, ist ärztlicher Rat hilfreich. Du findest hier einen Spezialisten, der über Informationen verfügt, die dem Erkrankten und dir weiterhelfen.

Meist werden Gesprächstherapie und Medikamente gekoppelt. Gerade bei Psychopharmaka kommt es auf die Dosierung, individuelle Anpassung und kontrollierte Einnahme an. Eine Tablettenabhängigkeit wird der Arzt vorbeugen. Im Internet wird viel angeboten. Warum solltest du hier nicht selbst aktiv werden? Zum einen kannst du als Laie Dosierungen und Wirkungsweise nicht abschätzen, zum anderen sind Psychopharmaka nicht grundlos rezeptpflichtig. Damit soll sichergestellt werden, dass

Medikamente nur nach fachlich korrekter Diagnose abgegeben werden und der Behandlungsverlauf unter Beobachtung steht. Kauf und Verkauf verschreibungspflichtiger Medikamente ohne Rezept sind daher illegal und können strafrechtlich verfolgt werden. Erwähnenswert ist, dass die Inhaltsstoffe illegal vertriebener Arzneimittel nicht überprüft werden. Das kann zusätzlich gesundheitliche Probleme mit sich bringen.

Die Angst, dass Arbeitgeber oder Dritte durch den Arzt von der Erkrankung mitbekommen und dadurch Nachteile erwachsen, ist unbegründet. Die ärztliche Schweigepflicht besteht. Auf dem Krankenschein findet der Arbeitgeber keinerlei Hinweise zur Erkrankungsart. Ferner gibt es keine Pflicht des Arbeitnehmers, diese anzugeben.

Für dich als Angehöriger sind die Hinweise des Arztes wichtig. Er kann dich dabei unterstützen, dich in der Betreuung zurechtzufinden und Hilfsangebote wahrzunehmen. Du findest einen Ansprechpartner für alle neu entstandenen Herausforderungen und solltest deine eigenen Ängste ehrlich benennen. Der Arzt wird deine Belastungssituation ansprechen. Du solltest Angebote zu Stabilisierung und Selbstschutz wahrnehmen.

6.3 Abwärtsspirale stoppen

Depressionen werden nicht durch Viren verursacht. Sie sind in der Hinsicht nicht ansteckend, wiewohl in anderer schon. Denn die innere Verletzung eines nahestehenden Menschen geht nicht spurlos vorüber. Wie stark man beeinflusst wird, ist individuell unterschiedlich. Wer sich bereits mit Persönlichkeitsstrukturen, Selbstbehauptung oder Achtsamkeit befasst hat, wird sich leichter zurechtfinden und langfristig bewusster agieren. Dazu zählt vor allem das Einschätzen der eigenen Ressourcen wie das Wissen um die eigenen Grenzen. Es ist nicht verwerflich, wenn man erkennt, dass man ab einem bestimmten Punkt nicht weiter gehen kann. Dabei ist es wichtig, sowohl körperlich als auch psychisch fit zu bleiben, sich zu motivieren und die Kondition zu behalten.

Was grundsätzlich hilft, wurde bereits angeschnitten:

- Aufbau und Erhalt von Strukturen,
- sinnvolle Planungen,
- den Überblick behalten und die eigene Sichtweise regelmäßig überprüfen,
- Phasen von Anspannung und Entspannung müssen abwechseln,
- gesunde Lebensführung,
- freundliche, helle Alltagsgestaltung von den Wohnräumen bis hin zu den Mahlzeiten
- Bewegung,
- Aufenthalte im Freien,
- die Sicherung der Finanzen und der Blick auf den eigenen Job,
- Information,
- Annahme von Hilfe sowie
- regelmäßige Rücksprache mit Arzt und Therapeuten.

Um dich psychisch und physisch fit zu halten, darfst du dich nicht zurückziehen. Mitleiden hilft nicht, aber ebenso wenig klares Dagegenhalten. Was der Erkrankte benötigt, ist Verständnis. Das kannst du nur aufbringen, wenn du selbst souverän bleibst und im Einklang mit dir selbst bist. Nutze deine Freizeit zur Entspannung und begreife sie als dein Recht. Es geht nicht darum, einen Dienstplan für das Familienleben und das Leben mit einem Erkrankten zu entwickeln, sondern um Strukturen qualitativer Art. Diese gedankliche Klarheit solltest du aufbauen, um dich gegen haltlose Vorwürfe zu wappnen. Niemand hat etwas davon, wenn du zusammenbrichst. Damit das nicht passiert, brauchst du Abstand und Pausen.

6.4 Grenzen akzeptieren, Mauern vermeiden

Das Leben mit einem an Depression erkrankten Menschen erfordert ein permanentes Ausbalancieren und eine Auseinandersetzung mit sich selbst. Viele sehen sich gern als Helden. Besonders Frauen übersehen ihre Grenzen und meinen, alles schaffen zu können: Haushalt, Kinder, Job und die Pflege von Angehörigen. Ist der Partner an Depression erkrankt, kümmern sie sich selbstverständlich und lassen ihn nicht im Stich.

Das klingt zunehmend positiv, doch der Haken wird gerne übersehen: Jeder von uns hat nur begrenzte Kraftreserven. Der Vergleich mit der Bergtour ist sinnvoll und zeigt, wie schwierig und klar es wiederum ist, Entscheidungen zu treffen. Wenn du gerne liest, such dir Expeditionsliteratur. Du findest darin Hinweise zur Motivation, zum Zusammenspiel von Kopf und Körper, über das Aufeinander-angewiesen-Sein und über Grenzen.

Für die meisten haben Grenzen einen negativen Klang. Hier wird jemand ausgeschlossen bzw. etwas abgeschlossen. Doch die Grenzen des Ichs sind wichtig. Einerseits ist es wichtig, die eigenen Limiten zu kennen. Andererseits wiederum ist es wichtig, Grenzen zu ziehen, die andere nicht überschreiten dürfen. Diese Limits geben dir Schutz und Sicherheit. Sie lassen sich verschieben, doch dazu musst du über die notwendige Konstitution, Kondition und entsprechenden Reserven verfügen.

Um also neuen Herausforderungen wie dem Leben mit einem an Depression erkrankten Menschen zu begegnen, musst du Reserven mobilisieren und zunächst mal feststellen, was möglich ist und was nicht. Nimm dir nicht zu viel vor. Was du tun kannst, ist trainieren, um deine Limiten und Möglichkeiten zu erweitern. Wie bei den Vorbereitungen zu einer Expedition kannst du dich vergewissern, absichern und Trainingseinheiten einlegen.

Warum sollte man für Betreuung und Begleitung trainieren? In der Pflege werden wir stets mit unschönen Berichten konfrontiert. Fürsorge schlägt in Gewalt um. Wie kommt das? Oft sind es gerade engagierte Menschen, die immer alles richtig machen wollen, doch sie kennen ihre Grenzen nicht. Aus Überforderung wird dann Brutalität, die sich zunehmend nach außen richtet. Befreie dich zunächst von idealisierenden Vorstellungen und erkenne die Realität an. Besprich mit dem Arzt, was zu tun ist. Sollte es sich bei einer schweren Depression als günstig erweisen, dass der Erkrankte stationär aufgenommen wird, nimm dies als Chance. Dem Erkrankten wird geholfen, für seine Sicherheit wird gesorgt. Sorge dich nicht – vertraue!

Kann der Erkrankte tagsüber allein bleiben, nimm dies für dich an und grübele nicht darüber nach, was alles passieren könnte. Ist eine häusliche Betreuung notwendig, hol dir Hilfe in verstärktem Maße und sichere deine Freiräume ab. Merkst du, dass ein höheres Engagement möglich und sinnvoll ist, übernimm es schrittweise. Derart gelingt dir beständig Limiten zu setzen und dennoch ein emotionales Ausgrenzen oder Abschieben zu vermeiden.

6.5 Selbstgefährdung rechtzeitig erkennen

Überforderung erfolgt schleichend. Du bemerkst sie nicht sofort. Folgende Anzeichen solltest du ernst nehmen:

- Schnelle Gereiztheit,
- verändertes Essverhalten (entweder zu viel oder zu wenig),
- Schlafstörungen,
- Müdigkeit,
- Kopfschmerzen,
- steigende Infektanfälligkeit,
- Nervosität,
- Konzentrationsschwierigkeiten,
- Verstimmungen sowie
- die Zunahme liegengebliebener Aufgaben.

Ziehe dich nicht hinter Entschuldigungen zurück und beschönige nichts. Typische Selbsttäuschungen sind Gedanken wie: „Ich kann meine Aufgaben nicht erledigen, wenn es meinem Mann schlecht geht“, „Ich darf mich nicht gehenlassen – ich bin ja gesund“ oder „Ich opfere mich für die anderen auf“.

Bemerkst du Anzeichen aus der obigen Liste, solltest du rasch reagieren. Achte dabei auf Hinweise aus deiner Umgebung. Sagen dir Kollegen, Freunde oder Familienangehörige, dass sie sich Sorgen um dich machen, wehre diese nicht ab, sondern nimm die Zeichen wahr. Wird dir Hilfe angeboten, sage nach Absprache zu. Je eher du reagierst, umso schneller kannst du dich erholen und deinen Aufgaben gerecht werden. Am besten ist es, wenn es gar nicht erst zu einem längeren Ausfall kommt. Darum ist es wichtig, Strukturen in deinem Leben zu erhalten und gerade jetzt Gefährdungen zu vermeiden.

Bist du unsicher, such dir professionelle Hilfe und kontaktiere deinen Hausarzt. Du musst deine Zeit nicht im überfüllten Wartezimmer verbringen. Erkläre kurz, worum es geht, und lass dich bei einem vereinbarten Extratermin gesundheitlich durchchecken und beraten.

6.6 Das mach ich jetzt für mich!

Geh gerade in harten Zeiten achtsam mit dir um. Nimm deine Gefühle ernst und schaue nach Motivatoren. Schreibe dir diese auf, um sie direkt vorliegen zu haben. Das gibt dir Kraft und stärkt dein Selbstbewusstsein. Exakt das brauchst du, wenn du einen nahen Angehörigen im Kampf gegen die Krankheit unterstützen möchtest. Auszeiten solltest du bewusst gestalten.

Weißt du, was du am liebsten machst? Wenn nicht, dann ist es höchste Zeit, das herauszufinden. Du denkst, das ist nicht der passende Moment? Doch genau jetzt brauchst du Optimismus und Motivation. Ein schlechtes Gewissen ist hier völlig fehl am Platz. Allerdings ist von großen Partys zu Hause abzuraten. Es gibt hierzu viele Alternativen, wie malen, schreiben, tanzen, laufen, schwimmen oder reiten, die dir helfen werden, dein Gleichgewicht zu festigen.

Nimm dir jeden Tag vor, aktiv und bewusst zu laufen. Eine Viertelstunde genügt. In der Zeit atmest du ganz bewusst ein und aus, lockerst die Körperteile und spürst die frische Luft im Freien. Bereits diese positiven Eindrücke stärken dich psychisch und physisch. Nutze die Zeit unter der Dusche, um deinen Körper wahrzunehmen. Trinke viel, um den Flüssigkeitsverlust auszugleichen. Durch das Laufen erlebst du die Einheit von Psyche und

Körper. Du vergewisserst dich deiner Existenz und deines Daseins in positiver Weise. Zeichne täglich, wenn du laufen gehst, ein Sternchen in deinen Kalender oder gibt dir ein Happy Emoji auf deinem Handy. Das bestärkt dich und öffnet den Blick fürs Positive in deinem Leben.

Achte darauf, dich regelmäßig mit Freunden zu treffen. Soziale Kontakte und der Austausch sind wichtig. Hör dir andere Ansichten an und kreise gedanklich nicht nur um die Depression. Das heißt nicht, dass du die Krankheit vergessen sollst, du darfst nur nicht zu leben vergessen.

6.7 Jenseits von Egoismus: Selbstachtung – Selbstliebe

Das Zusammenleben mit einem an Depression Erkrankten ist gekennzeichnet durch dramatische Höhen und Tiefen. Du erlebst dich als ohnmächtig und verzweifelt, ausgegrenzt, mitfühlend oder wütend. Diese Emotionen solltest du nicht leugnen, sondern wertungsfrei akzeptieren. Mit Achtsamkeitsmeditation kannst du dies trainieren. Du solltest dich selbst wahrnehmen und achten, gerade wenn du mit negativen Emotionen konfrontiert wirst.

Viele kennen es: Sie fühlen sich in dem, was sie tun, nicht wahrgenommen. Ihre Arbeit wird nicht geschätzt. Das führt zu Frustration und beeinträchtigt das Selbstwertgefühl. Daran musst du arbeiten. Erkrankte neigen dazu, ihre Verzweiflung auf andere zu übertragen. Sie wollen einen Ansprechpartner haben, der ihre Ängste und Wut übernimmt. Exakt das passiert, wenn du dich kümmerst und dafür kein Dankeschön, sondern immer nur verbale Abfuhren erhältst. Der Erkrankte kann in dem

Moment nicht wirklich etwas dafür, doch die Worte treffen dich.

Dem kannst du nur mit bewusster Selbstachtung und Selbstliebe begegnen. Du musst dich pflegen und deine Seele streicheln, damit du den Anforderungen standhältst. Es bringt nichts, mit einem an Depression Erkrankten zu diskutieren. Er ist nicht Herr seiner selbst. Es gehört zu seinem Krankheitsbild, dass er sich zurückgezogen, abweisend oder aggressiv verhält. Nehmen die Aggressionen gewalttätige Formen an, musst du dich strikt abgrenzen. Zwar kann hier nicht von einem Täter-Bewusstsein gesprochen werden, doch deine Grenze ist körperliche Unversehrtheit. Hier kann es sein, dass eine stationäre Behandlung erfolgen muss.

Falls du dich seelisch zu belastet fühlst, wirst du wahrscheinlich aufgeben müssen. Das ist nichts Negatives. Es bedeutet lediglich nur, dass du deine inneren und äußeren Grenzen erkannt hast und an einen Punkt gelangt bist, an dem es für dich nicht mehr weitergeht. Egoismus ist, wenn du die Verantwortung abgibst und dich ganz klar von einem erkrankten Partner distanzierst. Doch das hast du nicht getan. Du kümmerst dich, wiewohl nur nach Möglichkeit. Denke an das Bild vom Bergsteigen. Es gibt unterschiedliche Schwierigkeitsgrade bzw. verschiedene Faktoren, die zu beachten sind. Es ist möglich, dass du die Entscheidung treffen musst, nicht weiterzugehen. Dann gilt es, Alternativen zu finden.

6.8 Den anderen wahrnehmen und Balance halten

Zwischen dem Ich und dem Anderen gilt es ein ausgewogenes Verhältnis zu finden. Das ist so im „normalen Leben“ bzw. unter den veränderten Bedingungen durch die Depression. Die starke Identifikation mit dem Erkrankten solltest du meiden. Sie führt in eine Abwärtsspirale und kann bei dir eine Depression auslösen. Identifikation ist hier nicht hilfreich, da sie dich unfähig macht, zu Helfen und zu Handeln.

Dramatisierungsformen sind zu vermeiden. Ebenso solltest du nicht abwiegeln, weder den Erkrankten noch die Außenwelt. Alles, was zusätzlich zum „Überkochen" beiträgt, hemmt die Heilung. Achtsamkeitsmeditation kann hier helfen. Dazu trainierst du täglich nur wenige Minuten und übst, ganz im Hier und Jetzt zu sein. Atme tief durch und schau dich genau um: Was nimmst du alles wahr? Konzentriere dein Blickfeld zum Beispiel auf den Küchentisch. Dort steht ein Glas, vielleicht eine Blumenvase oder es liegt ein Apfel auf einem Teller. Schau dir die Objekte präzise an und erfasse sie in ihrer Form, ihrem Material und ihrem Geruch. Dazu schließe die Augen und stell sie dir mal vor. Du lernst dadurch, wertungsfrei zu beobachten, und kannst diese Fähigkeit übertragen. Das ruhige Atmen und die bewusste Lenkung der Gedanken helfen dir, Stresssituationen besser zu überstehen. Das hilft dir im Alltag und trägt langfristig zur inneren Stabilität bei, was positiv ist.

Ebenfalls profitiert der Erkrankte von deiner Ausgeglichenheit und klaren Sicht. Es wirkt beruhigend auf ihn, wenn du Sicherheit ausstrahlst. Mit diesen Übungen gelingt es dir, besser zu differenzieren und Übertragungen zu vermeiden. Übertragungen können im Stimmungsbereich stattfinden oder wenn Erfahrungen auf die andere Person geblendet werden. Die Auseinandersetzung findet dann auf mehreren Ebenen statt, die an sich nichts mehr mit dir und der konkreten Lage zu tun haben. Du solltest am Konkreten/Augenblicklichen festhalten.

6.9 Mein Tag – Dein Tag

Wie ist das, wenn der eine nicht mehr kann und für den anderen der Alltag weitergeht? Es hört sich kompliziert an, wenn du es irrational auflädst. Doch wenn du objektiv und nicht wertend an die Lage herangehst, erkennst du darin Potenzial und Chancen. Zunächst wirkt es emotional und faktisch belastend. Der eine ist krank zu Hause, der andere muss alles organisieren – von der Arbeit bis hin zum Haushalt und der Betreuung. Wie soll das gehen?

Einfach, denn die Listen dazu hast du bereits erstellt. Wenn es dir einfacher fällt, schreibe alle Aufgaben und Ereignisse des Tages auf einen Zettel und sortiere dann, wann was passieren soll. Dazu kannst du dir einen Zeitstrahl mit den Tageszeiten zeichnen. Bei dieser Planungsaufgabe vergiss vor allem die schönen Dinge nicht!

Nun siehst du, worin die Vorteile bestehen: Bleibst du ständig wie ein Wächter im Haus, wirkt sich das auf den Erkrankten und auf dich negativ aus. Dein täglicher Weg zur Arbeit sichert daher nicht nur die Finanzen ab, sondern bringt dir vor allem Abwechslung. Das wirkt wie ein Booster, der deine Energien ankurbelt.

Gleichzeitig verlierst du nicht den Außenkontakt. Du kannst dann besser abwägen und gewichten, was mit dem anderen passiert. Die Gefahr der „Betriebsblindheit“ verringert sich etwas. Auf der Arbeit bekommst du ein anderes Feedback als zu Hause. Das baut dich auf und gibt dir Kraft. Der Kontakt zu anderen Menschen ist wichtig.

Die Arbeit gibt dir Tagesstruktur. Sie sichert, dass du morgens rechtzeitig aufstehst und dich nicht gehen lässt. Klar ist jetzt nicht die Zeit für große Karrieresprünge, doch erfolgreiches Arbeiten hilft dir, dein Selbstbewusstsein zu stärken. Du kannst dadurch besser unterscheiden zwischen dem, was aus der Krankheitssituation heraus geschieht und dem, was du leistest.

Für den Erkrankten ergeben sich markante Vorteile wie zum Beispiel strukturierter Tagesablauf und Abwechslung. Er weiß, dass du wiederkommst. Es zeigt, dass er nun nach und nach in Eigenregie agieren muss. Inwieweit er das kann, schätzt der Arzt ein. Die Sorge um das eigene Befinden wird nicht noch zusätzlich beschwert, indem beide Gehälter wegfallen. Es ist gut, wenn man weiß, dass einer das Ruder übernimmt.

6.10 Allheilmittel gibt es nicht und trotzdem geht es weiter

Eine Depression kann jeden treffen – ausnahmslos! Dennoch ist die Krankheit heilbar, wenn sie rechtzeitig erkannt wird. Jeder Rückfall kann den Depressionsgrad erhöhen und zur chronischen Erkrankung führen. Die Ursachen sind komplex und vielfältig. Eine wirksame Vorbeugung gibt es nicht. Niemand ist schuld, wenn Depressionen auftreten.

Hast du den Verdacht, dass ein Angehöriger depressiv ist, dann geh sorgsam damit um. Sprich den Betreffenden in Ruhe darauf an und gib ihm die Möglichkeit, in Ruhe zu antworten. Zeige ihm die Vorteile auf, wenn du denkst, dass ein Arztbesuch nötig ist. Zum Abklären sollte ein Besuch beim vertrauten Hausarzt genutzt werden. Ist Anonymität gewünscht, kann es auch ein anderer Allgemeinmediziner sein. Werden Suizidgedanken geäußert, nimm sie nicht auf die leichte Schulter, sondern handle zeitnah und lass den Erkrankten nicht allein.

Wichtig ist, dass du dich nicht als Betroffener definierst und ebenfalls in eine depressive Phase rutschst. So schwer es im Moment zu verstehen ist, das Leben geht weiter, alles ist im Fluss und verändert sich. Das solltest du wissen und dir stets vor Augen führen.

In der Situation ist es für alle wichtig, Ruhe und Klarheit zu bewahren. Vor allem, wenn Kinder oder ältere Angehörige anwesend sind, musst du darauf achten, dass die „schwarze“ Stim-mung nicht übergreift. Die Krankheit darf nicht zum bestimmenden Faktor im Leben werden. Das heißt nicht, dass du sie ignorieren sollst. Es ist aber wichtig, sie nicht regieren zu lassen.

Vergrabe dich nicht zu Hause und schließe dich nicht der Isolationstendenz an, sondern bewahre dein Leben als Struktur, um dem anderen zu helfen. So gelingt eine schrittweise Rückführung ins Leben und du kannst die Belastungen tragen, ohne selbst krank zu werden.

10 Punkte zu Hilfe, Selbstschutz und Energie

1. Hole dir ärztlichen Rat und suche das Gespräch mit dem Therapeuten, um Aufschluss über Fortschritte und Maßnahmen zu erhalten.
2. Nimm Hilfsangebote an.
3. Suche den Austausch in Angehörigengruppen.
4. Informiere dich professionell über die konkret vorliegende Depressionserkrankung und stelle dem behandelnden Arzt Fragen.
5. Behalte deinen Rhythmus und deine Routinen möglichst bei. Sie geben den anderen Familienmitgliedern und dem Erkrankten Halt.
6. Plane sorgfältig, damit du Arbeit, Haushalt, Kinder und Betreuung bewältigst.
7. Nimm dir Zeit für dich.

8. Erkenne deine Kraftreserven/Grenzen. Achte auf Anzeichen von Überforderung und reagiere zeitnah.
9. Achte auf ausreichend Schlaf, gesunde Ernährung und Bewegung.
10. Pflege soziale Kontakte.

7. Fazit

Als Angehöriger hast du oft das Gefühl, am Pranger zu stehen: Bist du nicht mitschuldig an der Depression? Hast du deinen Angehörigen verraten? Sollen Tabletten ihn gefügig machen? Bist du egoistisch, wenn du an dich denkst? In den eigenen Befürchtungen, Meinungen und Fragen der Außenwelt spiegelt sich der gesamte Kosmos von Küchenpsychologie und Vorurteilen.

Mit diesem Buch hast du gelernt, dass niemand an einer Depression schuld ist, bzw. wie wichtig professionelle Hilfe und Unterstützung ist. Du hast begriffen, was Balance bedeutet und wie du sie erhalten kannst. Denn du bist mitunter betroffen, wenn ein naher Angehöriger erkrankt ist. Du weißt nun, warum du an dich denken musst, wenn du helfen willst.

Ebenfalls ist dir nun klar, wie wichtig es ist, sich zu behaupten. Was du dir vorgenommen hast, ist menschlich großartig: Du willst unterstützen. Wie du das langfristig umsetzen kannst, dazu wurden Zusammenhänge erklärt und du hast Anregungen erhalten. Lass dir von nichts und niemandem auf der Welt etwas anderes einreden und mach dich nicht kleiner, als du bist. Wer sich für Hungrige einsetzt, muss essen, sonst verhungert er selbst und niemandem ist geholfen. Die innere Haltung, um Aufgaben zu bewältigen, braucht Zuwendung und Pflege. Diese Zeit musst du dir nehmen. Du brauchst sie, um für den anderen da zu sein. Mit Achtsamkeit und Hilfe kannst du dir deine Kraft und Herzensgüte erhalten und deinen Angehörigen durch das Dunkel der Zeit begleiten, bis hoffentlich bald wieder die Sonne scheint. Bedenke: Es gibt immer ein Morgen!

Literaturverzeichnis

Nationale Versorgungsleitlinien zur Depression

Deutsche Depressionshilfe

Dobson, Keith; David Dozois, Risk Factors in Depression, Academic Press 2008

Gilbert, Paul, The complete Guide to overcoming Depression, Robinson 2009

Müller–Rörich, Hass et.al., Das unverstandene Leiden Depression, Springer 2013

Quevedo, Joao; Andre Carvalho, Carlos A. Zarate, Neurobiology of Depression, Academic Press 2019

Woods, Susan; Patricia Rockman and Evan Collins, Mindfulness-Based Cognitive Therapy New Harbinger 2019.

Impressum

Emma Schneider wird vertreten durch:

Daniel Nagel

Kronengasse 2

73033 Göppingen

Baden-Württemberg

Email: fus.danielnagel@gmail.com

Korrektorat/Lektorat:

Shahen KARIM

E-Mail: shahen.karim@live.at

Covergestaltung: olrtan von Fiverr und Daniel Nagel

Druck: Amazon Distribution GmbH, Leipzig

Printed in Germany

ISBN: 978-3-949072-02-4

Weitere Erscheinungen von uns auf Amazon

D&D Verlag präsentiert:

OHNE DICH – TRENNUNG UND LIEBESKUMMER ÜBERWINDEN. EIN RATGEBER FÜR HERZ UND SEELE.

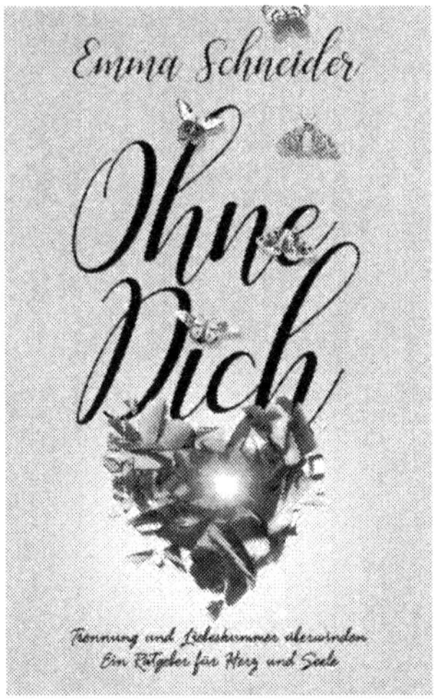

In diesem Trennungsratgeber, welcher speziell für Frauen konzipiert ist, führt dich unsere Autorin und Psychologin Emma Schneider, von A–Z durch alle Trauerphasen. Sie greift dabei auf zahlreiche Tipps und Hilfestellungen zurück, die sich besonders bei Frauen am effektivsten bewährt haben. Dabei dient dir dieser Ratgeber als dein persönlicher Coach und als eine wertvolle Hilfe: Stück für Stück lernst du mit diesem Buch, den Schmerz zu überwinden und wieder nach vorne zu schauen. Am Ende kannst du dann sagen: „Hallo liebe Welt! Ich bin ENDLICH frei von Kummer und bereit für mein neues Leben … für meine neue Liebe.“

BESSERWISSER RELOADED – GLÄNZEN DURCH UMFANGREICHES ALLGEMEINWISSEN FÜR ERWACHSENE.

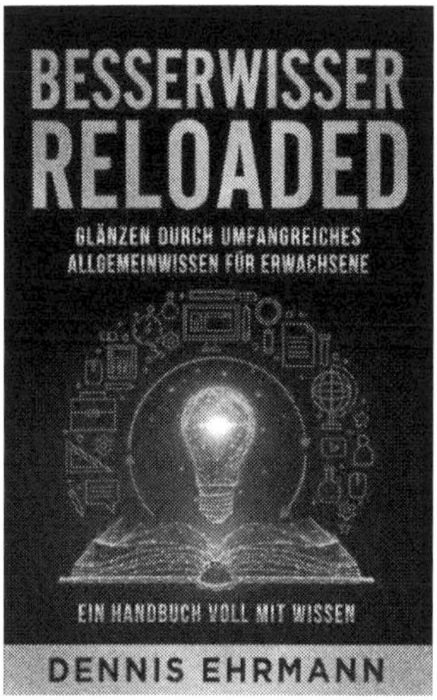

Dieses Handbuch ist ein Nachschlagewerk mit einer bisher nie dagewesenen Qualität. Aufgrund des packenden Schreibstils des Autors Dennis Ehrmann und der behandelten Themen besteht die Abhängigkeitsgefahr, das Buch nicht vor Beendigung wegzulegen.

Es wurde höchster Wert darauf gelegt, umfassendes Wissen kurz und prägnant verständlich zu machen, ohne es unnötig in die Länge zu ziehen oder Abstriche am Informationsoutput zu machen.

Mit diesem Buch ist es nun für Sie passé mit der Totenstille in Alltagslagen, in denen andere Menschen nur so vor Wissen strotzen. Aus und vorbei mit der Unwissenheit! Eines ist Fakt: Sie werden von nun an mit Ihrem Wissen glänzen.

Printed in Poland
by Amazon Fulfillment
Poland Sp. z o.o., Wrocław

68951861R00058